했으며 가능한 모든 질병을 수록하려고 노력하였습니다.

괄사는 주로 물소뼈를 사용하는 게 보편적이지만, 어떤 도구도 적용부위를 적절히 긁을 수 있는 것은 다 좋습니다. 없으면 손이나 발이나 팔꿈치 또는 무릎 등 신체를 사용하여 긁거나 압박해도 무관합니다. 그야말로 무료로 치료하는 겁니다. 치료하실 때 피부의 색 변하는 현상을 잘 관찰하셔야 합니다. 사람마다 차이가 많지만 질환의 경중에 따라 색의 진하고 옅은 정도가 다르고 장부에 따라 반응 위치가 다릅니다.

저자는 괄사요법을 처음 대하시는 분에게 권합니다. 등부위의 척추 양옆 1.5촌 방광경 제1라인을 사용하실 것을 추천합니다. 모든 장기의 이상 유무를 한 눈에 볼 수 있는 방광경맥입니다.

불치병 난치병 절대 포기하지 마십시오. 현대의학이 해결 못하는 병—침법 · 뜸법 · 부항법 · 괄사법으로 충분히 치료할 수 있습니다. 믿음을 갖고 시도해 보십시오. 두려워 마시고 놀라지 마시고 의심하지 마십시오. 여기 동양의학이 있습니다.

저자 _ 김 두원

1. 괄사 자극 요법과 경락의 응용

1) 괄사 순서

> (1) 앞에서→뒤로
> (2) 위에서→아래로
> (3) 안에서→밖으로

괄사와 경락은 매우 밀접한 관계가 있다. 질병의 sign은 피부와 피하조직에서 나타나는 경락상의 반응점에 따라 나오므로 괄사요법을 순서대로 운용하여 효과적인 치료를 하는 것이 마땅하다. 괄사요법에 병용하여 침 전기자극기를 사용하면 득 3배~10배의 기운을 얻기도 한다. 이를 『체전공요법』이라 하는데 본서와는 별도로 소개하고자 한다.

2) 괄사 방법(물소뿔이나 도구로 피부를 자극하는 방법)

(1) 괄사 도구를 가볍게 쥐고 30도~60도 각도로 긁는다.

(2) 뼈나 관절의 부위는 모서리를 이용하여 속까지 긁어 어혈(혈전)을 빼야 한다.

(3) 자극하는 방향과 관계없이 가능한 길게 자극하여 어혈을 한 곳으로 모으듯이 해야 한다.

(4) 가슴과 배 어깨는 안에서 밖으로 긁는 괄사법을 사용한다.

(5) 괄사의 시술은 모든 질환에 경추(뒷목 중앙선)부터 시작한다.

(6) 괄사의 시간은 피부에 반점이 나올 때까지 실시한다.

(7) 괄사 후 2~3일간 자극 부위에 동통이 있을 수 있으나 정상 반응이므로 무시해도 무관하다.

(8) 수중 괄사를 하면 혈액 순환이 왕성하여 속효를 볼 수 있다고 주장하는 전문가도 있다.(선택은 자유임)

만병치료 건강법

현대인의 꽐사마사지

김두원 _ 著

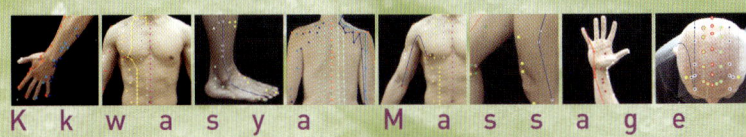

Kkwasya Massage

아이템북스

머리말

괄사요법이란……긁는 요법입니다.

몸의 어느 부위에 이상이 생기면 그 반응이 체표에 나타나게 되어 있는 사실은 가려움이나 동통이 갑자기 발생하는 것으로 쉽게 설명이 됩니다. 또한 수침, 이침, 족침법의 반사 대응구 진단법을 통해서도 어느 장부나 근골의 이상을 쉽게 진단할 수 있습니다. 피부 임피던스를 측정할 수 있는 침·전기자극기전자침의 개발로 그 진단이 더욱 용이하게 되었습니다.

괄사요법은 경락기가 흐르는 길을 따라 긁어 주는 방법으로 이상부위의 색이 변하는 것을 찾아내어 그 곳을 집중적으로 풀어주어 그 대응 장부나 근골의 어혈혈전을 제거하는 『중국 황실에서 전해져 오는 비술』이라고 하나, 우리나라에서 집집마다 내려오는 민간요법인 - '할머니 손은 약손', '체했을 때 소상혈 사혈법', '중풍 십선 사혈법' 등의 끊이지 않는 전통 괄사법이 전해져 내려오는 사실로 봐서는 우리나라 고유의 민간요법이라고 주장하는 바 입니다.

유래가 어떻든 중요한 것은 올바른 괄사법을 시술하여 질병을 쉽고 편하게 치료하고 환자의 통증을 신속히 소멸시키는 것입니다. 이에 저자는 지난 27년간 십여권의 침/뜸/부항 책을 쓰면서 괄사요법 책에 대한 소망을 가지고 있었던 바 수년의 준비 끝에 동의괄사요법을 출간하게 되었습니다.

쉽게 이해하고 용이하게 시술할 수 있도록 내용을 도해가 아닌 사진으로 대체

(9) 아로마 오일이나 올리브/호호바 오일을 병용하면 피부 자극을 줄일 수 있다. 환부나 경혈에 바르고 자극한다.

(10) 괄사의 방향은 위에서 아래로, 안에서 밖으로 긁는 방법이 기본이며, 상지/하지는 위에서 아래로, 얼굴/가슴/배/어깨는 안에서 밖으로, 머리와 등은 위에서 아래로 긁는다.

(11) 괄사를 몇 분간 시술하여 붉은 반점이 나타나면 경증이며, 검은 반점이 나타나면 중증이고, 반점이 없으면 정상이다.

(12) 괄사는 2~4일에 한 번씩 시술하며, 먼저 시술했을 때의 반점이 사라진 후 하는 것이 좋다. 물론 반점이 조금 남아 있을 때 하더라도 무관하다.

(13) 불치 난치병 치료 시 과도한 괄사를 시술할 수 있으나, 환자의 상태를 잘 봐가며 시술해야 하며, 과도한 자극으로 피부가 정상으로 회복되지 않을 수 있음을 명심해야 한다.

(14) 만약 환자와의 합의하에 피부가 부르틀 때 짜지 괄사를 시술했을 경우는, 피부에 더 이상 괄사 시술을 중지하고, 부항으로 속의 어혈(혈전)을 빨아내는 것이 권고된다. 감염의 우려가 있으므로 시술 후에는 반드시 9회 죽염으로 상처를 소독해야 한다. 알코올이나 화학적 소독제는 절대 금물이다. 이 방법은 전문가만 행해야 할 시술이다.

(15) 괄사 후에는 많은 수분을 보충해 주는 것이 도움이 된다.

2. 12경맥의 순환

1) 12경락의 명명법 (12경락을 명명하는 규칙이 설명되어 이해 도움)

- 장부,수족,음양에 근거하여 명명한다

(1) 장은 인체내의 모든 물질을 저장하는 기능을 하며 음의 기운이며 폐장, 비장, 심장, 신장, 심포, 간장 등 6개가 장에 속하며, 부는 소화, 배설의 기능을 하며 양의 기운이며 대장, 위장, 소장, 방광, 삼초, 담낭 6개가 부에 속한다. 장과 부 6개씩의 기관은 각각 한 개씩의 경락을 형성하며 12경락이라 명명한다.

(2) 경락은 장부와 같이 음과 양으로 나뉘며, 음과 양은 또 각각 생, 사, 발전의 3단계로 나눈다.

> 소음(음기 발생) 태음(음기 대성) 궐음(음기 소멸)
> 양명(양기 극에 달함) 태양(양기 왕성) 소양(양기 쇠약)

2) 기의 유주 순서

폐(가슴)에서 시작하여 손끝으로, 손끝에서 머리로, 머리에서 발끝으로, 발끝에서 다시 폐(가슴)로 흘러 하나의 연결회로를 형성한다. 손과 발에는 안쪽과 바깥쪽으로 각각 3개의 경락이 흐르는데 안쪽으로 흐르는 것은 음경, 바깥쪽으로 흐르는 것을 양경이라 부른다.

> + 가슴에서 손으로 갈 때, 안쪽으로 흐르는 것을 '수삼음경'
> + 손에서 머리로 갈때, 바깥쪽으로 흐르는 것은 '수삼양경'
> + 머리에서 발로 갈때, 바깥쪽으로 흐르는 것은 '족삼양경'
> + 발에서 가슴으로 갈 때, 안쪽으로 흐르는 것을 '족삼음경'

이라 하고 총 12개의 경락이 있다.

정중선을 따라 등으로 흐르는 것은 '독맥', 정중선을 따라 앞으로 흐르는 것을 '임맥'이라고 한다. 즉, 14경맥으로 구성된다.
모든 경락의 361개 경혈을 세계보건기구(WHO)에서 정하고 있으며, 경혈은 '기'가 출입하는 곳이다.

수태음 폐경 : 폐경은 음기가 대성한 경락

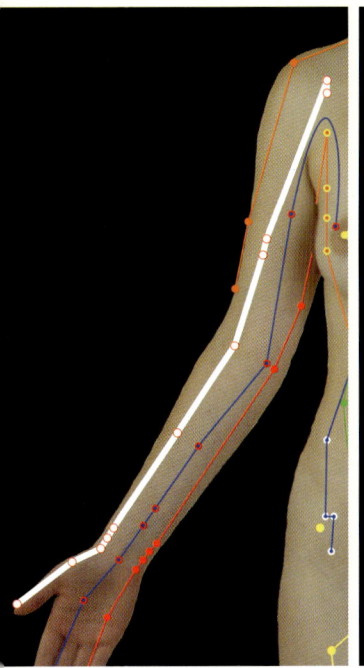
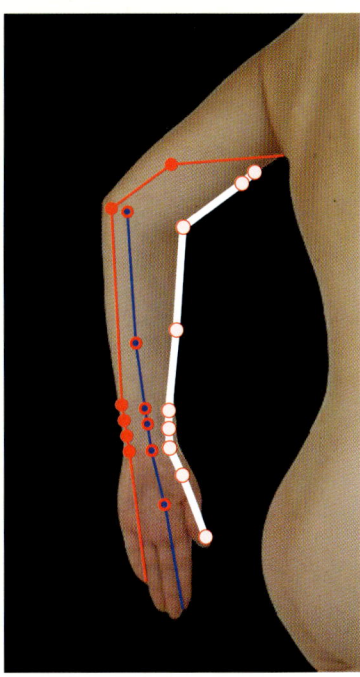

소상(少商,L11)
어제(魚際,L10)
태연(太淵,L9)
경거(經渠,L8)
열결(列缺,L7)
공최(孔最,L6)
척택(尺澤,L5)
협백(俠白,L4)
천부(天府,L3)
운문(雲門,L2)
중부(中府,L1)

수양명 대장경 : 대장경은 양기가 매우 성한 경락

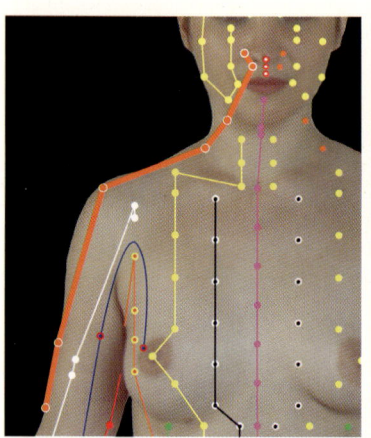

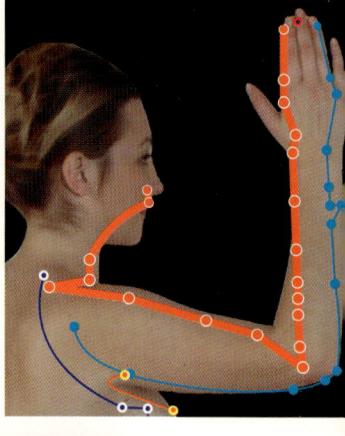

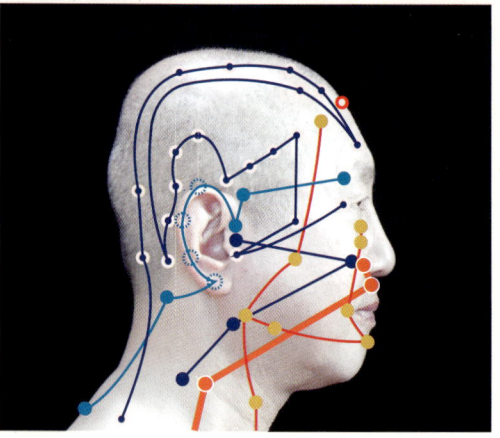

상양(商陽, LI1)
이간(二間, LI2)
삼간(三間, LI3)
합곡(合谷, LI4)
양계(陽谿, LI5)
편력(偏歷, LI6)
온류(溫留, LI7)
하렴(下廉, LI8)
상렴(上廉, LI9)
수삼리(手三里, LI10)
곡지(曲池, LI11)
주료(肘髎, LI12)
수오리(手五里, LI13)
비노(臂臑, LI14)
견우(肩髃, LI15)
거골(巨骨, LI16)
천정(天鼎, LI17)
부돌(扶突, LI18)
화료(禾髎, LI19)
영향(迎香, LI20)

수양명 대장경 : 대장경은 양기가 매우 성한 경락

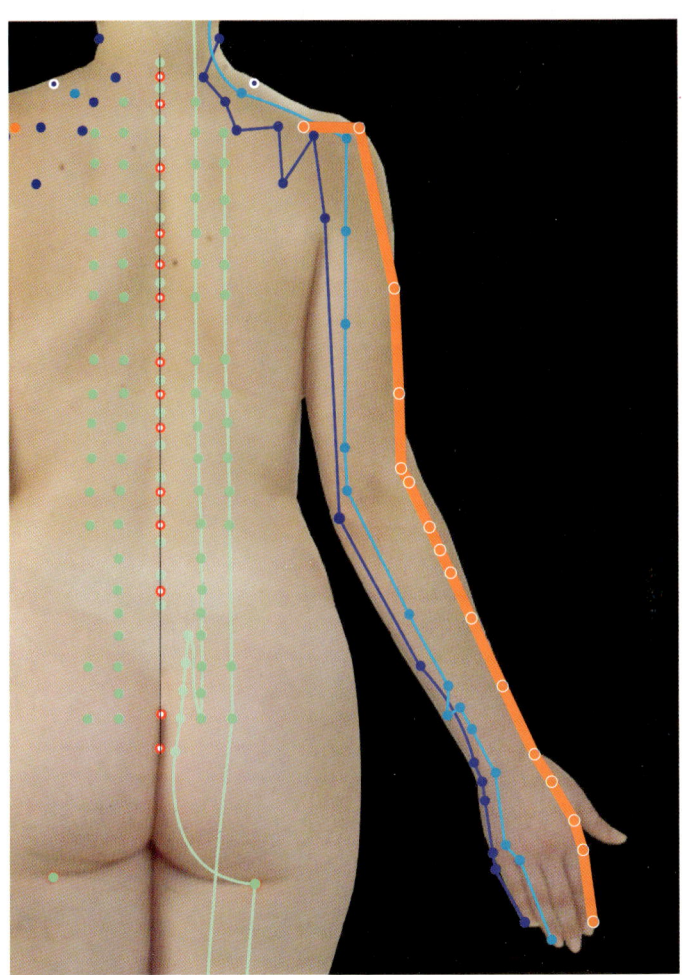

족양명 위경 : 위경은 양기가 극히 성한 경락

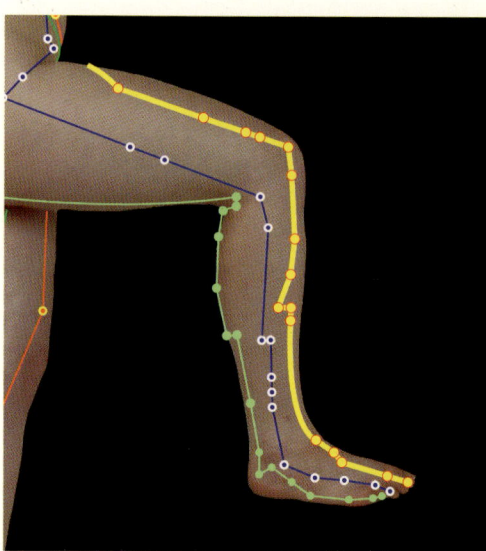

여태(厲兌, ST45)
내정(內庭, ST44)
함곡(陷谷, ST43)
충양(衝陽, ST42)
해계(解谿, ST41)
풍륭(豊隆, ST40)
하거허(下巨虛, ST39)
조구(條口, ST38)
상거허(上巨虛, ST37)
족삼리(足三里, ST36)
독비(犢鼻, ST35)
양구(梁丘, ST34)
음시(陰市, ST33)
복토(伏兎, ST32)
비관(脾關, ST31)
기충(氣衝, ST30)
귀래(歸來, ST29)
수도(水道, ST28)
대거(大巨, ST27)
외릉(外陵, ST26)
천추(天樞, ST25)
활육문(滑肉門, ST24)
태을(太乙, ST23)
관문(關門, ST22)
양문(梁門, ST21)
승만(丞滿, ST20)
불용(不容, ST19)
유근(乳根, ST18)
유중(乳中, ST17)
응창(膺窓, ST16)
옥예(屋翳, ST15)
고방(庫房, ST14)
기호(氣戶, ST13)
결분(缺盆, ST12)
기사(氣舍, ST11)
수돌(水突, ST10)
인영(人迎, ST9)
두유(頭維, ST8)
하관(下關, ST7)
협거(頰車, ST6)
대영(大迎, ST5)
지창(地倉, ST4)
거료(巨髎, ST3)
사백(四白, ST2)
승읍(承泣, ST1)

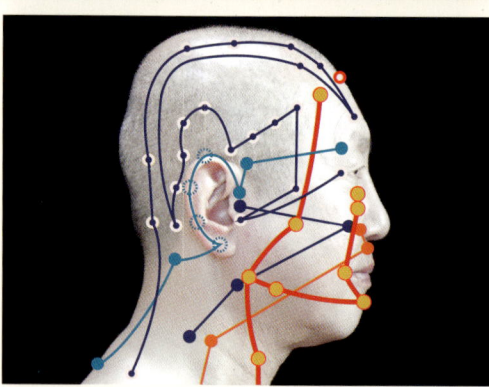

족양명 위경 : 위경은 양기가 극히 성한 경락

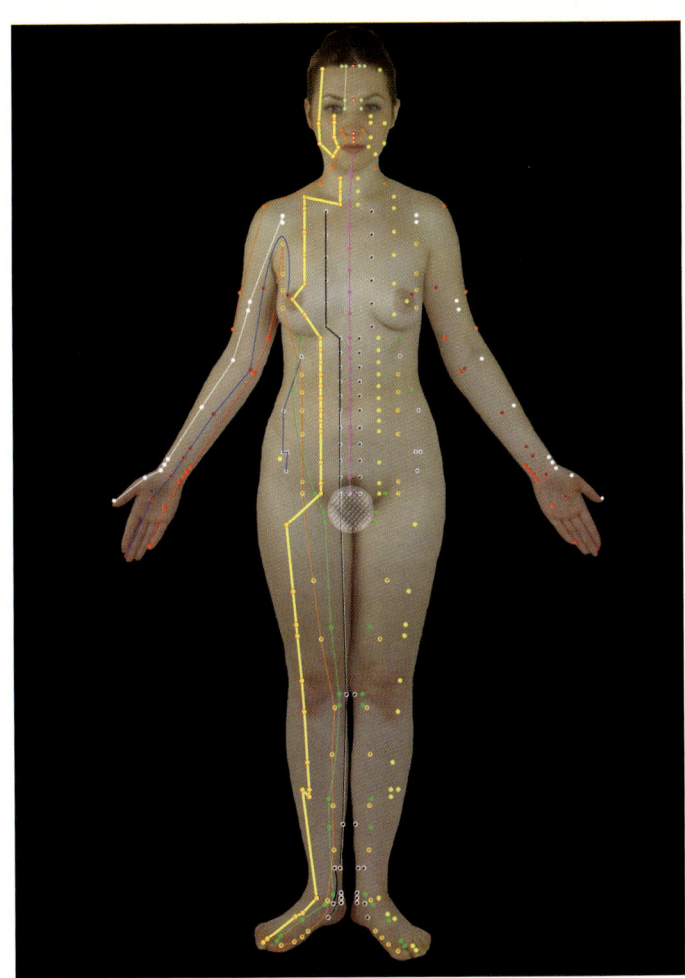

족태음 비경 : 비장경은 음기가 대성한 경락

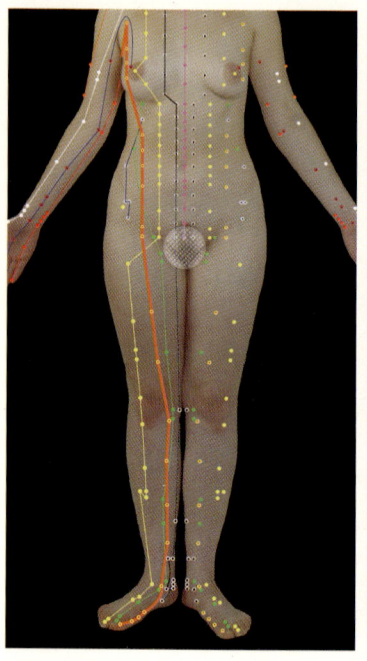
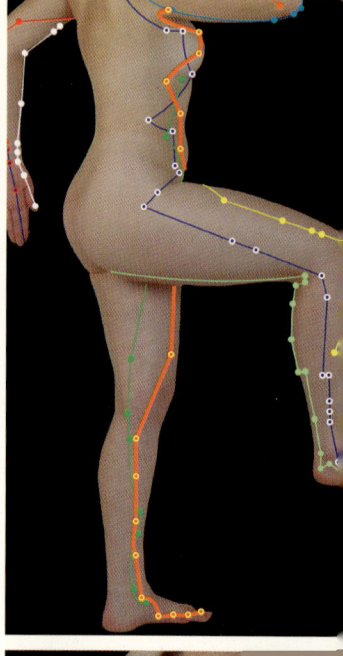
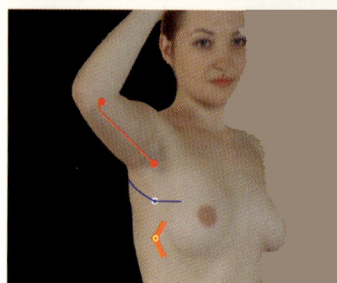

은백(隱白, SP1)
대도(大都, SP2)
태백(太白, SP3)
공손(公孫, SP4)
상구(商丘, SP5)
삼음교(三陰交, SP6)
누곡(漏谷, SP7)
지기(地機, SP8)
음릉천(陰陵泉, SP9)
혈해(血海, SP10)
기문(箕門, SP11)
충문(衝門, SP12)
부사(府舍, SP13)
복결(腹結, SP14)
대횡(大橫, SP15)
복애(腹哀, SP16)
식두(食竇, SP17)
천계(天谿, SP18)
흉향(胸鄉, SP19)
주영(周榮, SP20)
대포(大包, SP21)

수소음 심경 : 심장경은 음기가 시발하는 경락

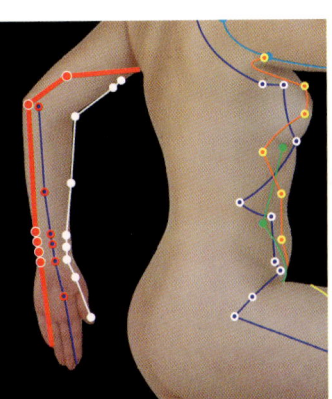

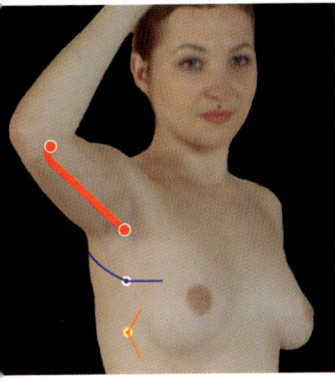

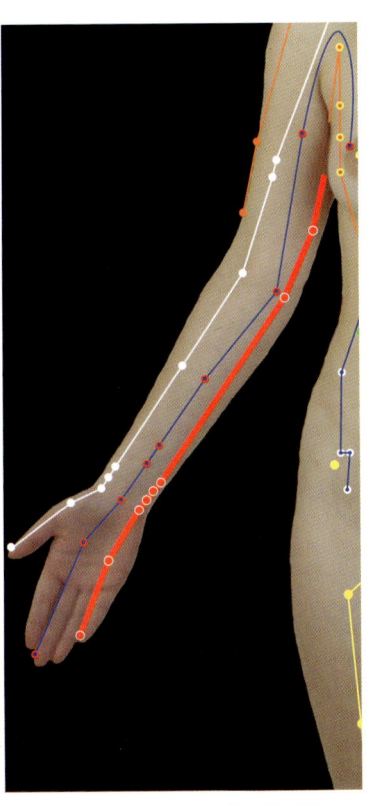

소충(少衝, HT9)
소부(少府, HT8)
신문(神門, HT7)
음극(陰郄, HT6)
통리(通里, HT5)
영도(靈道, HT4)
소해(小海, HT3)
청령(靑靈, HT2)
극천(極泉, HT1)

수태양 소장경 : 소장경은 양기가 왕성한 경락

소택(少澤, SI1)
전곡(前谷, SI2)
후계(後谿, SI3)
완골(腕骨, SI4)
양곡(陽谷, SI5)
양로(養老, SI6)
지정(支正, SI7)
소해(小海, SI8)
견정(肩貞, SI9)
노수(臑兪, SI10)
천종(天宗, SI11)
병풍(秉風, SI12)
곡원(曲垣, SI13)
견외수(肩外兪, SI14)
견중수(肩中兪, SI15)
천창(天窓, SI16)
천용(天容, SI17)
관료(顴髎, SI18)
청궁(聽宮, SI19)

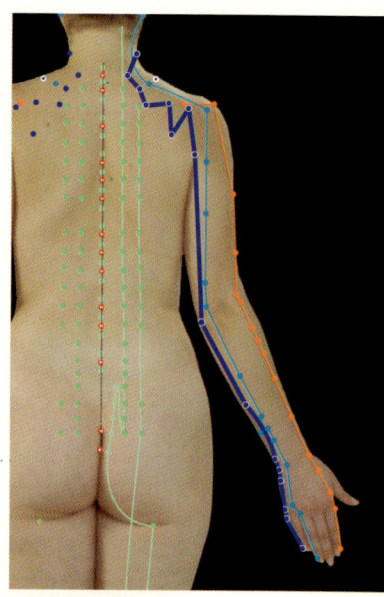

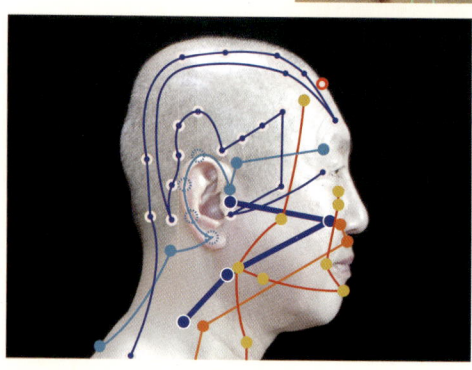

족태양 방광경 : 방광경은 양기가 왕성한 경락

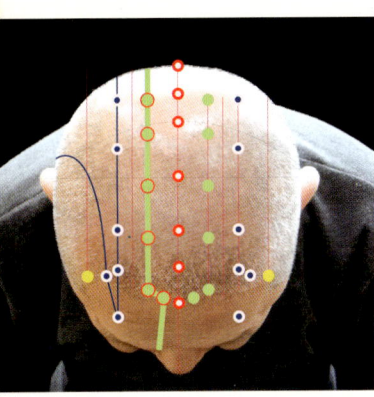

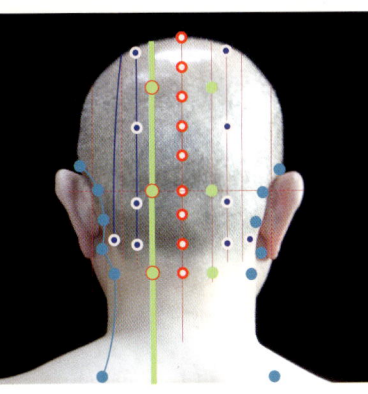

지음(至陰, B67)
족통곡(足通谷, B66)
속골(束骨, B65)
경골(京骨, B64)
금문(金門, B63)
신맥(申脈, B62)
복삼(僕參, B61)
곤륜(崑崙, B60)
부양(跗陽, B59)
비양(飛陽, B58)
승산(承山, B57)
승근(承筋, B56)
합양(合陽, B55)
질변(秩邊, B54)
포황(胞肓, B53)
지실(志室, B52)
황문(肓門, B51)
위창(胃倉, B50)
의사(意舍, B49)
양강(陽綱, B48)
혼문(魂門, B47)
격관(膈關, B46)
의희(譩譆, B45)
신당(神堂, B44)
고황(膏肓, B43)
백호(魄戶, B42)
부분(附分, B41)
위중(委中, B40)
위양(委陽, B39)
부극(浮郄, B38)
은문(殷門, B37)
승부(承扶, B36)
회양(會陽, B35)
하료(下髎, B34)
중료(中髎, B33)
차료(次髎, B32)
상료(上髎, B31)
백환수(白環俞, B30)
중려수(中膂俞, B29)
방광수(膀胱俞, B28)
소장수(小腸俞, B27)
관원수(關元俞, B26)
대장수(大腸俞, B25)
기해수(氣海俞, B24)
신수(腎俞, B23)

삼초수(三焦俞, B22)
위수(胃俞, B21)
비수(脾俞, B20)
담수(膽俞, B19)
간수(肝俞, B18)
격수(膈俞, B17)
독수(督俞, B16)
심수(心俞, B15)
궐음수(厥陰俞, B14)
폐수(肺俞, B13)
풍문(風門, B12)
대저(大杼, B11)
천주(天柱, B10)
옥침(玉枕, B9)
낙각(絡却, B8)
통천(通天, B7)
승광(承光, B6)
오처(五处, B5)
곡차(曲差, B4)
미충(眉衝, B3)
찬죽(攢竹, B2)
정명(睛明, B1)

족태양 방광경 : 방광경은 양기가 왕성한 경락

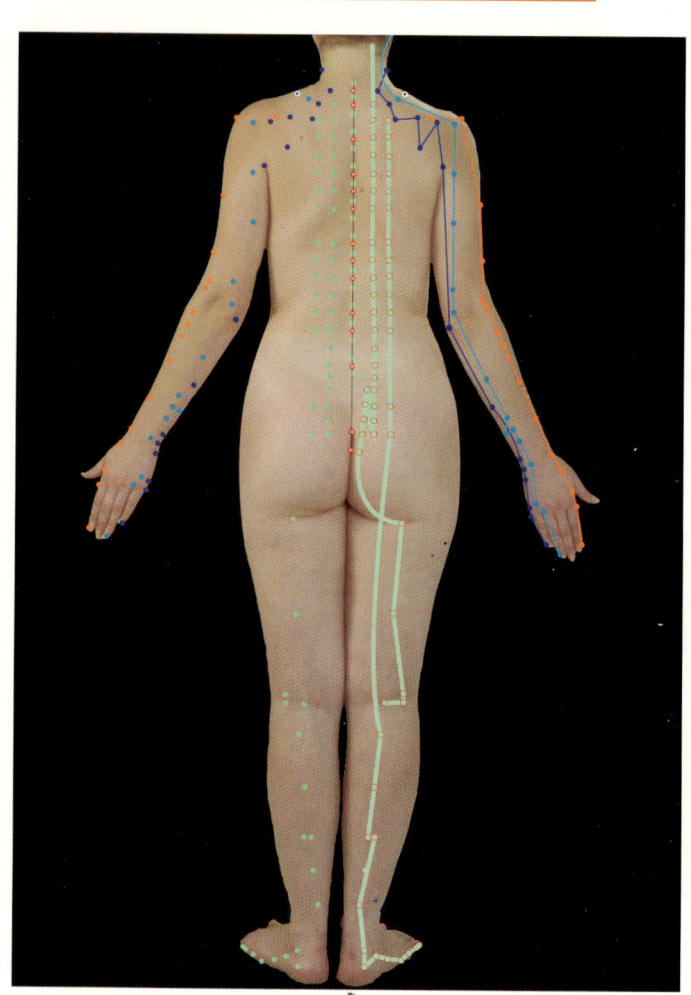

족소음 신경 : 신장경은 음기가 발생하는 경락

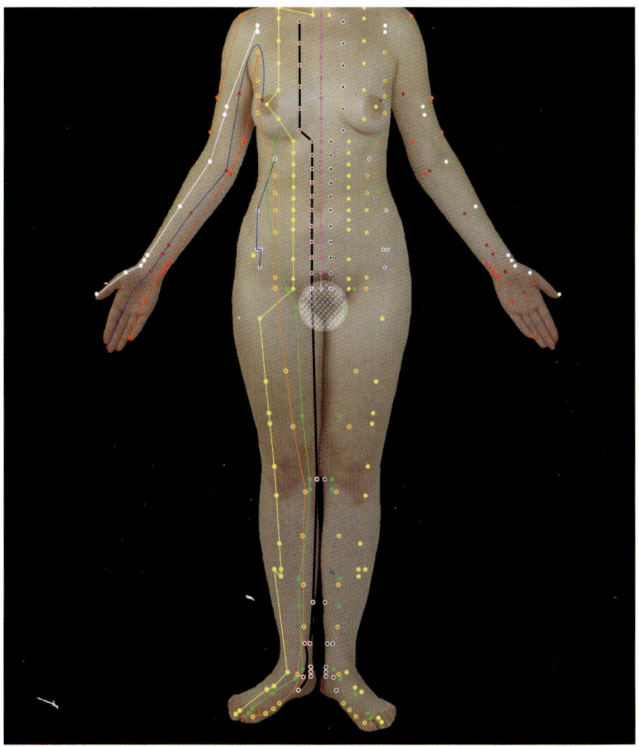

용천(涌泉, K1)
연곡(然谷, K2)
태계(太谿, K3)
대종(大鐘, K4)
수천(水泉, K5)
조해(照海, K6)
부류(復溜, K7)
교신(交信, K8)
축빈(築賓, K9)
음곡(陰谷, K10)
횡골(橫骨, K11)
대혁(大赫, K12)
기혈(氣穴, K13)
사만(四滿, K14)
중주(中注, K15)
황수(肓兪, K16)
상곡(商曲, K17)
석관(石關, K18)
음도(陰都, K19)
복통곡(腹通谷, K20)
유문(幽門, K21)
보랑(步郎, K22)
신봉(神封, K23)
영허(靈墟, K24)
신장(神臟, K25)
욱중(彧中, K26)
수부(兪府, K27)

17

수궐음 심포경 : 심포경은 음기가 다한 경락

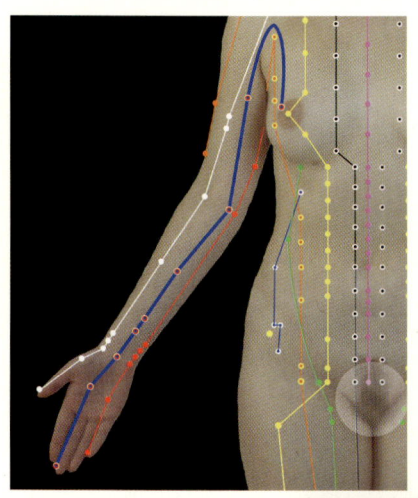

중충(中衝, P9)
노궁(勞宮, P8)
대릉(大陵, P7)
내관(內關, P6)
간사(間使, P5)
극문(郄門, P4)
곡택(曲澤, P3)
천천(天泉, P2)
천지(天池, P1)

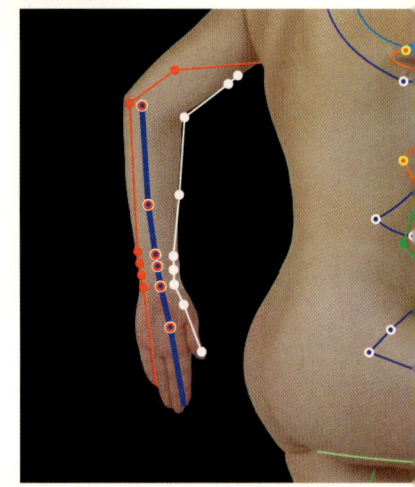

수소양 삼초경 : 삼초경은 양기가 쇠약한 경락

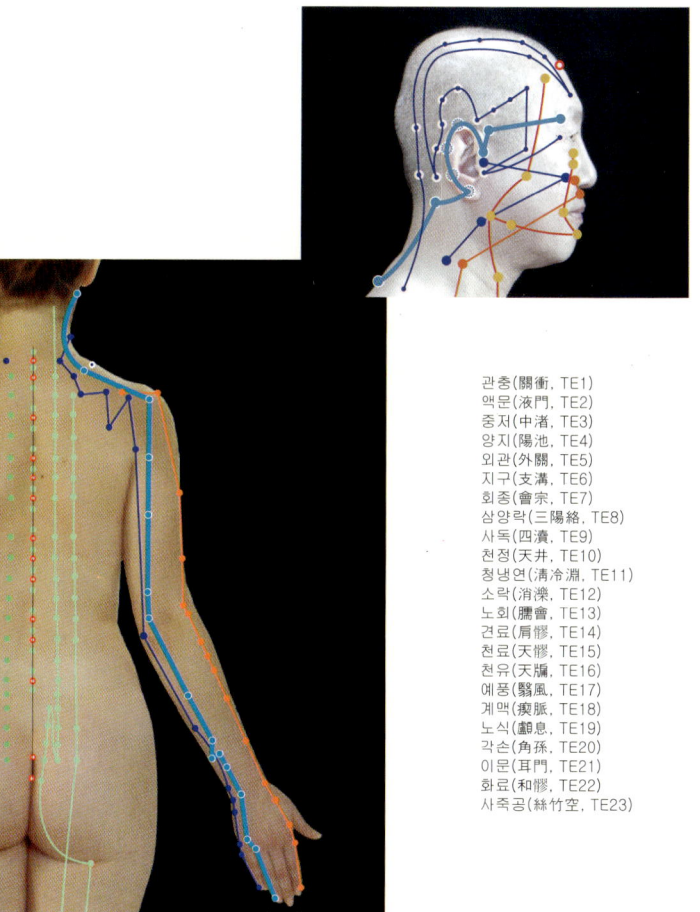

관충(關衝, TE1)
액문(液門, TE2)
중저(中渚, TE3)
양지(陽池, TE4)
외관(外關, TE5)
지구(支溝, TE6)
회종(會宗, TE7)
삼양락(三陽絡, TE8)
사독(四瀆, TE9)
천정(天井, TE10)
청냉연(清冷淵, TE11)
소락(消濼, TE12)
노회(臑會, TE13)
견료(肩髎, TE14)
천료(天髎, TE15)
천유(天牖, TE16)
예풍(翳風, TE17)
계맥(瘈脈, TE18)
노식(顱息, TE19)
각손(角孫, TE20)
이문(耳門, TE21)
화료(和髎, TE22)
사죽공(絲竹空, TE23)

족소양 담경 : 담낭경은 양기가 쇄잔한 경락

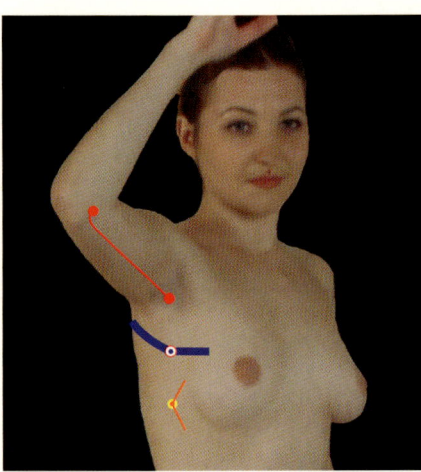

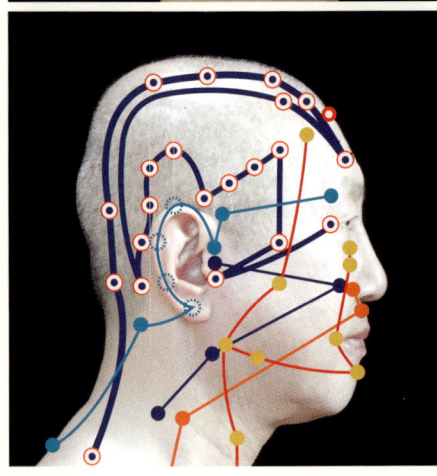

족규음(足竅陰, GB44)
협계(俠谿, GB43)
지오회(地五會, GB42)
족임읍(足臨泣, GB41)
구허(丘墟, GB40)
현종(懸鐘, GB39)
양보(陽輔, GB38)
광명(光明, GB37)
외구(外丘, GB36)
양교(陽交, GB35)
양릉천(陽陵泉, GB34)
슬양관(膝陽關, GB33)
중독(中瀆, GB32)
풍시(風市, GB31)
환도(環跳, GB30)
거료(居髎, GB29)
유도(維道, GB28)
오추(五樞, GB27)
대맥(帶脈, GB26)
경문(京門, GB25)
일월(日月, GB24)
첩근(輒筋, GB23)
연액(淵腋, GB22)
견정(肩井, GB21)
풍지(風池, GB20)
뇌공(腦空, GB19)
승령(承靈, GB18)
정영(正營, GB17)
목창(目窓, GB16)
두임읍(頭臨泣, GB15)
양백(陽白, GB14)
본신(本神, GB13)
완골(完骨, GB12)
두규음(頭竅陰, GB11)
부백(浮白, GB10)
천충(天衝, GB9)
솔곡(率谷, GB8)
곡빈(曲鬢, GB7)
현리(懸釐, GB6)
현로(懸顱, GB5)
함염(頷厭, GB4)
상관(上關, GB3)
청회(聽會, GB2)
동자료(瞳子髎, GB1)

족소양 담경 : 담낭경은 양기가 쇠잔한 경락

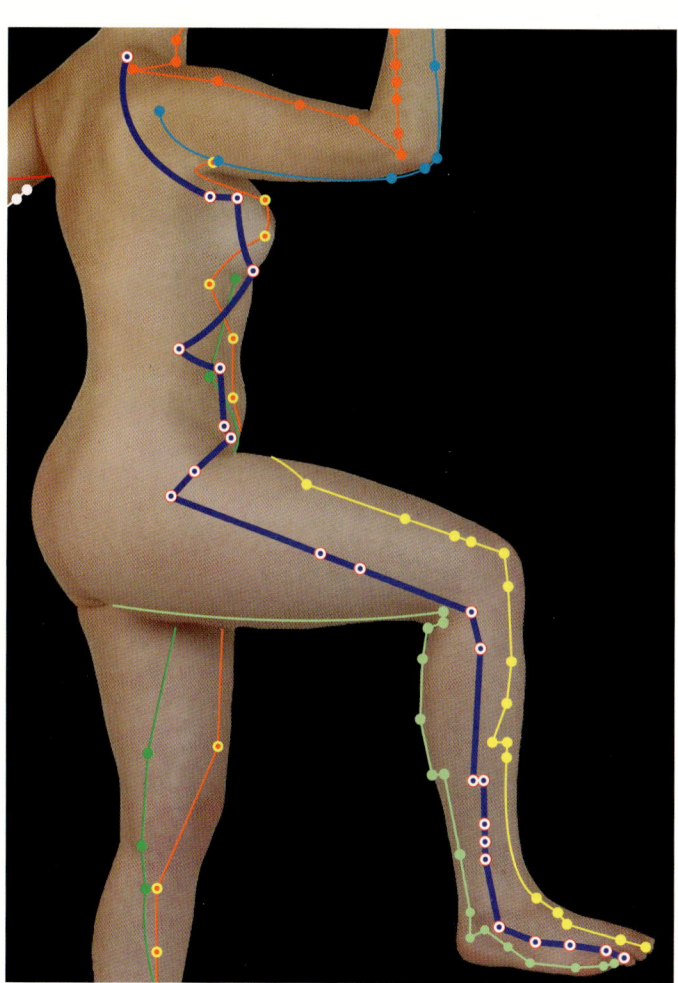

족궐음 간경 : 간장경은 음기가 다한 경락

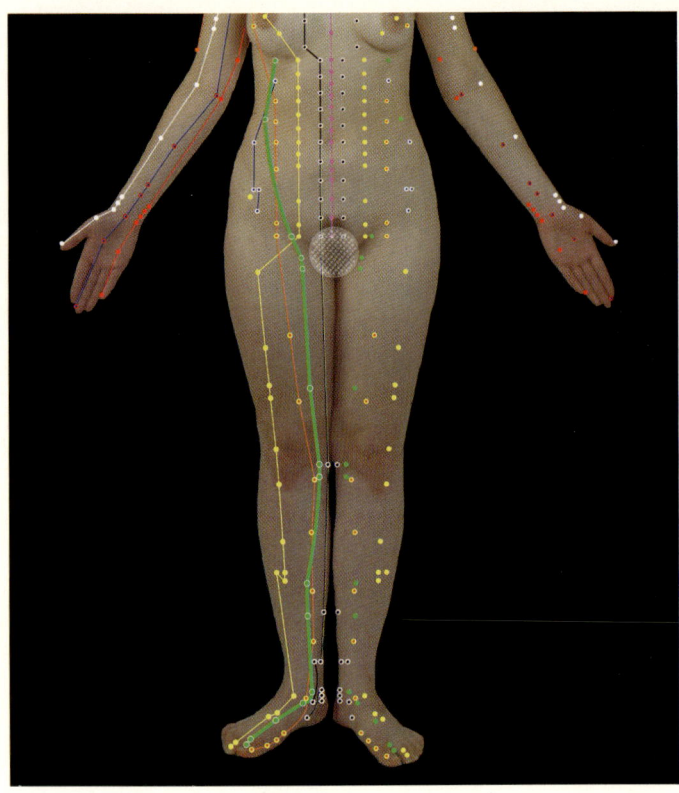

대돈(大敦, Liv1)
행간(行間, Liv2)
태충(太衝, Liv3)
중봉(中封, Liv4)
여구(蠡溝, Liv5)
중도(中都, Liv6)
슬관(膝關, Liv7)
곡천(曲泉, Liv8)
음포(陰包, Liv9)
족오리(足五里, Liv10)
음렴(陰廉, Liv11)
급맥(急脈, Liv12)
장문(章門, Liv13)
기문(期門, Liv14)

3. 기경팔맥 - 寄經 8脈 이란

『독맥,임맥,충맥,대맥,음유맥,양유맥,음교맥,양교맥』이다.
6장 6부와 연계되지 않으며, 표리관계도 없어서 기경이라 한다.

陰經絡은 밑에서 위로, 땅기운이 하늘기운으로 승화된다.
 임맥은 인체의 앞 중심선에 위치하며 앞의 경락을 지배하며, 독맥은 인체의 뒤 중심선에 위치하며 뒤의 경락을 지배한다.
 나머지 6맥은 12경락간에 부속되어 있다.
 기경팔맥은 내장과 직접 관계된 12경맥과 교차되면서 운행하는 경맥을 기경이라하고 몸의 좌우에 8개씩 있으며 그 작용과 순환의 부위에 따라 이름이 지어졌으며 기(奇)는 "단독"의 뜻이고 기경8맥 상호간에 밀접한 음양의 관계가 있다.
 8개의 기경 가운데 임맥과 독맥은 자기의 독립된 경혈을 갖고 있지만, 다른 6개의 기경은 12경맥 사이에 부속되어 있으며 자기 부속의 경혈을 가지지 않는다.
 12경맥과 임맥. 독맥을 같이하여 14경의 순환체계를 형성한다.
 기경8맥은 각각 하나의 통혈을 갖고 있어 그 대표혈(通穴)은 맥을 조절하고 그곳을 치료해야만 기경8맥들이 조절이 된다.

소주천(**小周天**) : 기가 임맥(任脈)과 독맥(督脈)을 관통하는 것을 말한다.

대주천(**大周天**) : 기가 기경팔맥(奇經八脈)을 관통하는 것을 말한다.

- 괄사치료의 근본 원리는 14경맥을 운용하여 경혈을 활성화시켜 기를 운행시키고 경락을 소통시켜 혈전(어혈)을 제거함으로써 장부에 생기(산소)를 불어 넣어 주면서 본연의 기능으로 회복시켜 주는 치료법이다.

4. 오색(五色)과 오행(五行)

	목(木)	화(火)	토(土)	금(金)	수(水)
맛	신맛	쓴맛	단맛	매운맛	짠맛
색깔	녹색	적색	황색	백색	흑색
오장육부	간(肝), 담(膽)	심장, 소장	비장, 위장	폐, 대장	신장, 방광
오행(五行)	노함	기쁨	생각	슬픔	놀람
육기(六氣)	자신감,우월감	열등감	부유함	빈곤	두려움

충맥

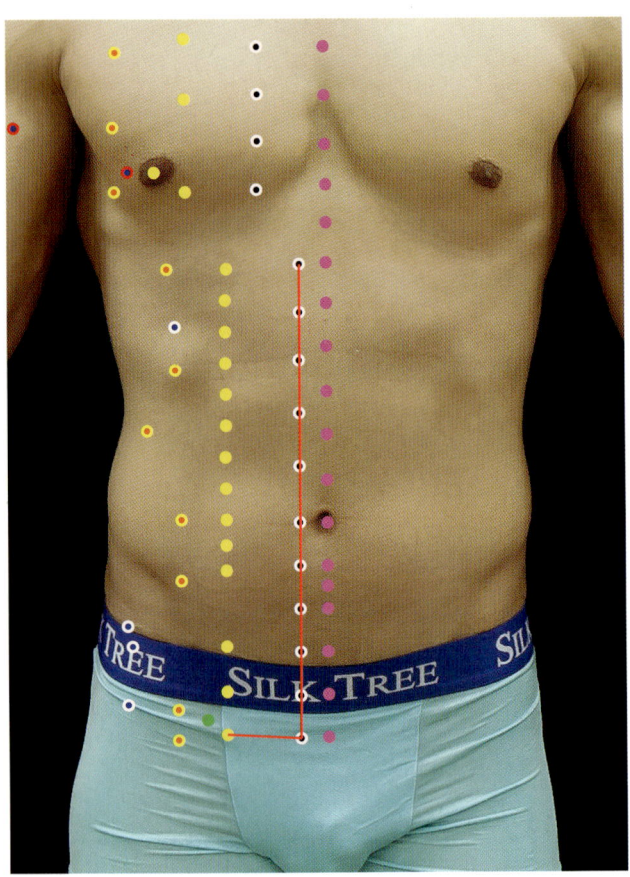

1.기충 2.횡골 3.대혁 4.기혈 5.사만 6.중주 7.황수 8.상곡 9.석관 10.음도
11.복통곡 12.유문(족소음경)

음유맥

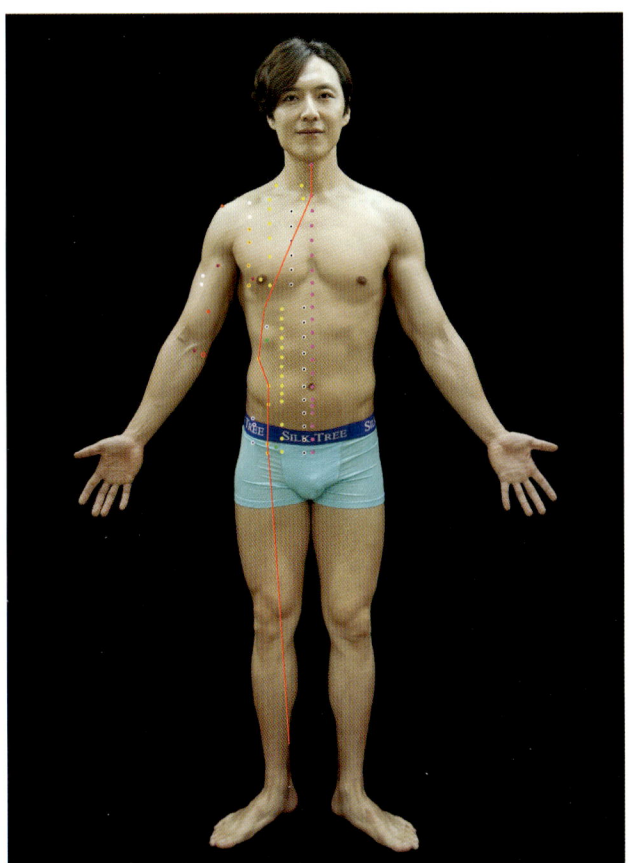

1.축빈(족소음경) 2.부사 3.대횡 4.복애(족태음경) 5.기문(족궐음경) 6.천돌 7.염천(임맥)

양교맥

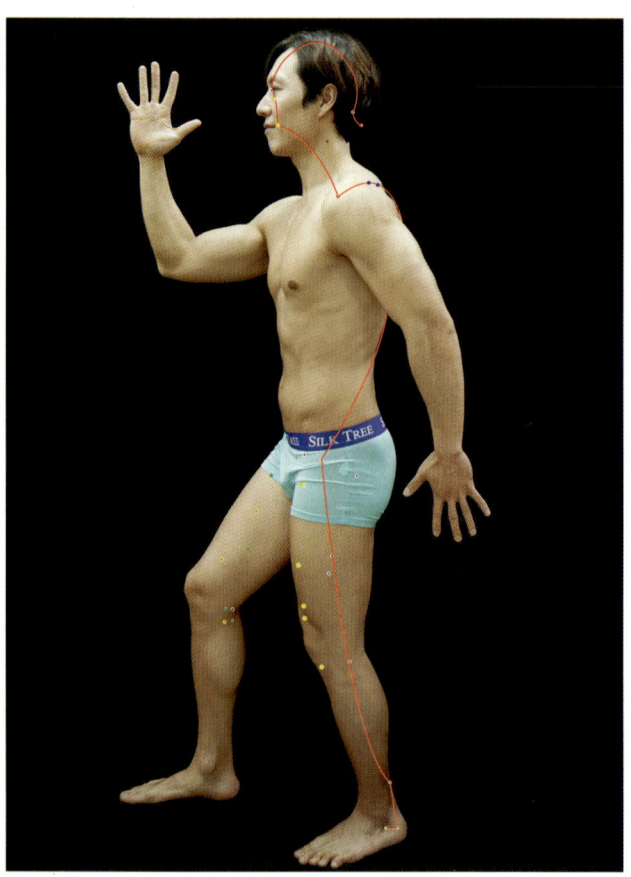

1.신맥 2.복삼 3.부양(족태양경) 4.거료(족소양경) 5.노수(수태양경) 6.거골 7.견우(수양명경)
8.지창 9.거료 10.승읍(족양명경)11.정명(족태양경)12.풍지(족소양경) 13.풍부(독맥)

대맥

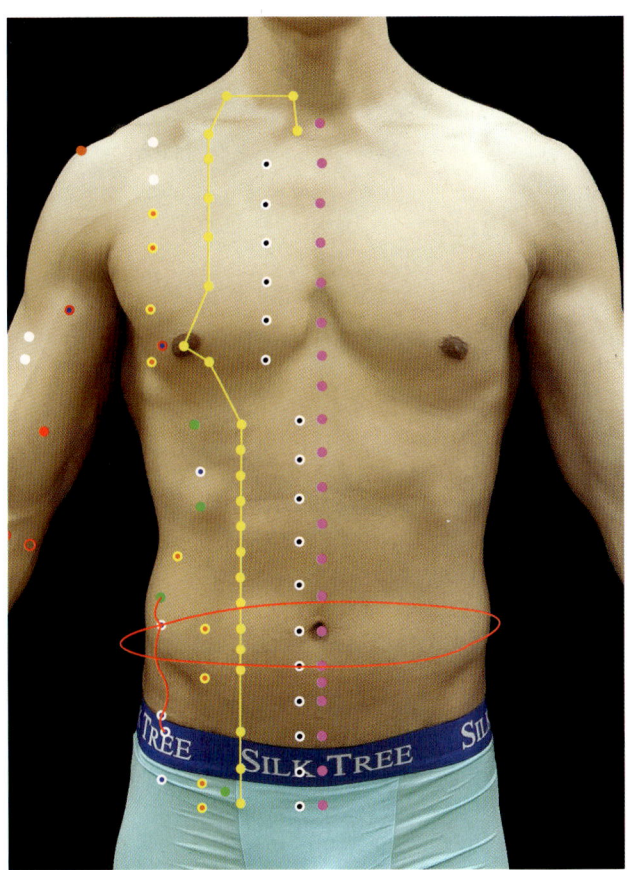

1.대맥 2.오추 3.유도(족소양담경)

양유맥

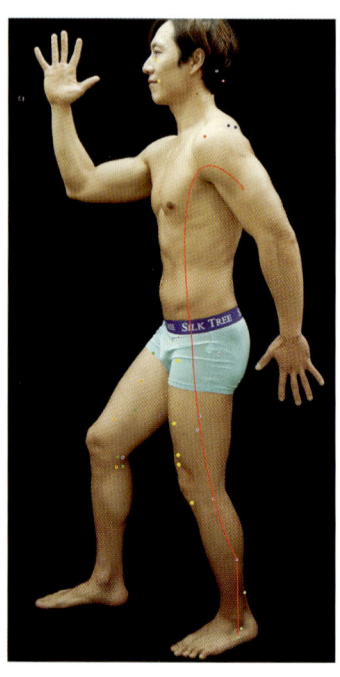
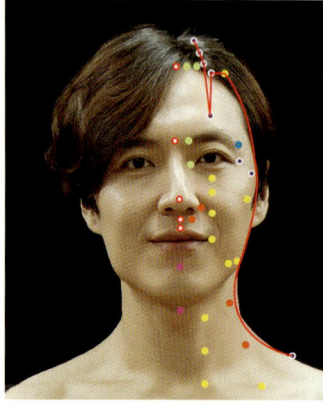
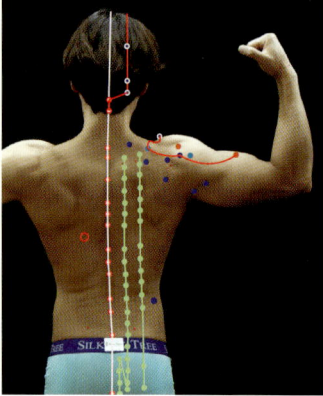

1. 금문(족태양경)
2. 양교 3. 거료(족소양경)
4. 비노(수양명경)
5. 노수(수태양경)
6. 천료(수소양경)
7. 견정(족소양경)
8. 두유(족양명경)
9. 본신 10. 양백
11. 두임읍 12. 목창
13. 정영 14. 승령 15. 뇌공
16. 풍지(족소양경)
17. 풍부 18. 아문(독맥)

음교맥

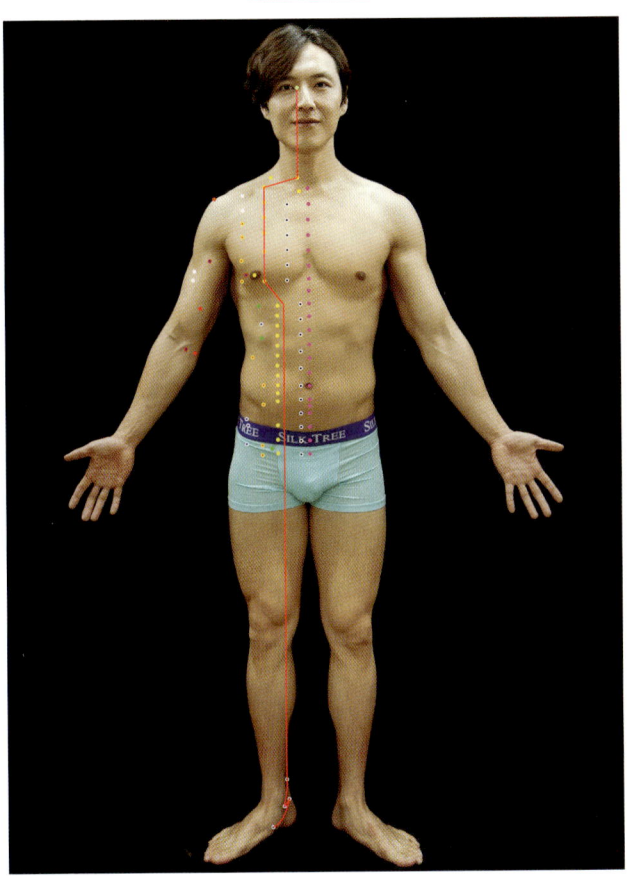

1.연곡 2.태계 3.조해 4.교신(족소음경) 5.결분 6.인영(족양명경) 7.정명(족태양경)

독맥

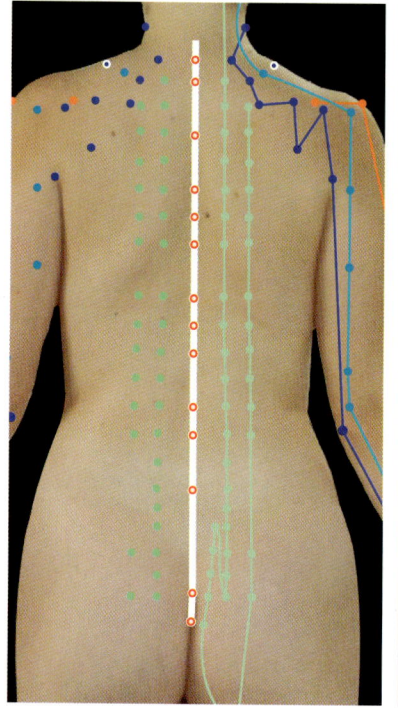
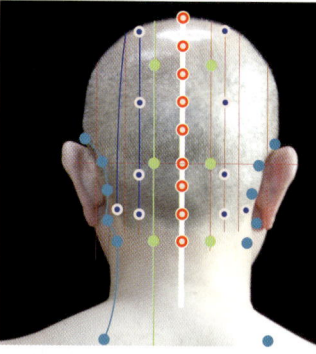
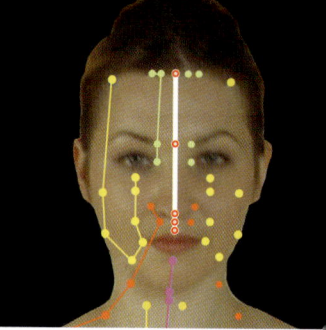

은교(齦交, GV28)
태단(兌端, GV27)
수구(水溝, GV26)
소료(素髎, GV25)
신정(神庭, GV24)
상성(上星, GV23)
신회(顖會, GV22)
전정(前頂, GV21)
백회(百會, GV20)
후정(後頂, GV19)
강간(强間, GV18)

뇌호(腦戶, GV17)
풍부(風府, GV16)
아문(瘂門, GV15)
대추(大椎, GV14)
도도(陶道, GV13)
신주(身柱, GV12)
신도(神道, GV11)
영대(靈臺, GV10)
지양(至陽, GV9)
근축(筋縮, GV8)
중추(中樞, GV7)

척중(脊中, GV6)
현추(懸樞, GV5)
명문(命門, GV4)
요양관(腰陽關, GV3)
요수(腰俞, GV2)
장강(長强, GV1)

임맥

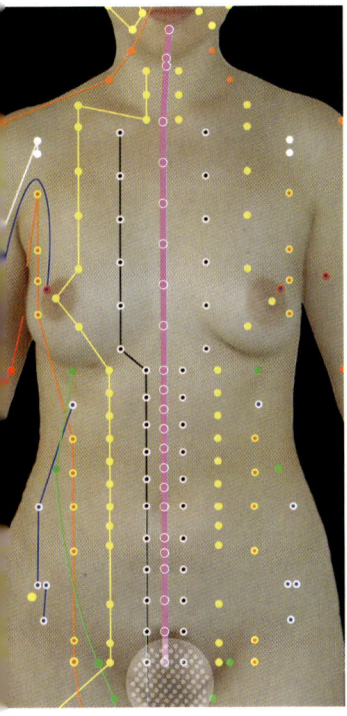
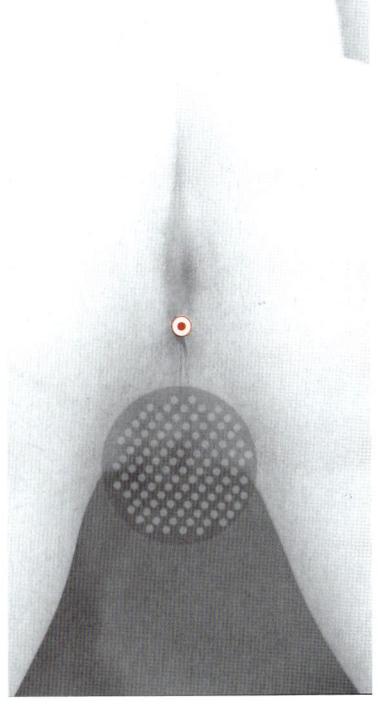

승장(承奬, CV24)	중완(中脘, CV12)
염천(廉泉, CV23)	건리(建里, CV11)
천돌(天突, CV22)	하완(下脘, CV10)
선기(璇璣, CV21)	수분(水分, CV9)
화개(華蓋, CV20)	신궐(神闕, CV8)
자궁(紫宮, CV19)	음교(陰交, CV7)
옥당(玉堂, CV18)	기해(氣海, CV6)
단중(膻中, CV17)	석문(石門, CV5)
중정(中庭, CV16)	관원(關元, CV4)
구미(鳩尾, CV15)	중극(中極, CV3)
거궐(巨闕, CV14)	곡골(曲骨, CV2)
상완(上脘, CV13)	회음(會陰, CV1)

질병을 찾아 들어갑니다.

구급괄사법(응급처치법)

가스중독	36
고열	37
기절/졸도/정신혼미	38
심장마비	39
요폐(소변불능)	40
위급상황(중풍발작, 뇌전증)	41
익사	42
인사불성	43
코피	44
탈진	45

뇌 질환

뇌일혈-의식불명	46
뇌전증(간질)	47
뇌진탕/뇌좌(외)상	48
뇌혈관 경련	49
뇌혈관질환 후유증-상지마비	50
뇌혈관질환 후유증-실어증	51
뇌혈관질환 후유증-안면마비	52
뇌혈관질환-하지마비	53
두통-편두통	54
삼차신경통-안면상부	55
안면근육경련	56
안면마비	57
외상성 반신불수-상지마비	58
외상성 반신불수-하지마비	59
중풍초기	60
중풍후유증	61
진행성 마비	62
치매	63

위장 질환

구토	6
급체	6
딸꾹질	6
멀미	6
소화불량	6
식도암	6
식도염	7
위경련	7
위무력증	7
위산과다	7
위 십이지장 궤양	7
위암	7
위염-만성	7
위장염-급성	7
위통	7
유문협작	7

호흡기 질환

감기	8
기관지염	8
기관지폐렴	8
기침/가래	8
늑막염/흉막염	8
상기도감염	8
유행성 감기	8
임파결핵	8
천식	8
폐결핵	8
폐렴	9
폐암	9
폐화농증	9
해소/해수	9
호흡근육마비	9

CONTENTS

피부 질환

화증	95
절성홍반	96
화방지(피부)	97
독	98
상포진	99
상	100
부/안면부 부스럼	101
좀	102
스럼/종기	103
마귀	104
양증(피부 가려움증)	105
진	106
경성 피부염	107
토피성 피부염/유전성,과민성 피부	108
린선	109
드름	110
형탈모증	111
술 물집	112
모예방(대머리)	113
부염	114

심장/혈관 질환

혈압	115
상(심장) 동맥경화증	116
맥경화	117
마티스심장병	118
발 냉증/피 순환 개선	119
계항진	120
근경색	121
장 박동이 고르지않음	122
혈압	123
맥류	124
질(출혈)	125

협심증	126

간장/담 질환

간경화/간암/간염	127
간질환	128
황달	129

신장 질환

신우염	130
신장염-만성	131

비장 질환

당뇨병	132

소장·대장/갑상선 질환

갑상선기능-감퇴증	133
갑상선종	134
과민성 대장증상	135
변비	136
설사	137
장염-급성	138

방광/비뇨기 질환

방광염	139
양위(발기부전)	140
요로감염	141
요실금	142

질병을 찾아 들어갑니다.

전립선염(전립선 비대증) ·················· 143
정력감퇴/생식선기능감퇴증 ············· 144
정력증강 ··· 145
조루/조설 ··· 146
항문소양증 ··· 147

이 · 비 · 인후 질환

건초열(꽃가루 알러지), 재채기 ········ 148
목쉼 ··· 149
부비강염/축농증 ································ 150
비염/비연 ··· 151
이명(귀에서 소리가 남) ···················· 152
인후염 ··· 153
중이염-급성농루 ································ 154
코골음/무호흡 ···································· 155
편도선염-급성 ···································· 156
후두염 ··· 157

안 질환

각막염 ··· 158
난시 ··· 159
눈 피로 ··· 160
망막염 ··· 161
미릉골통(눈썹 주위 뼈 통증) ············ 162
색약증 ··· 163
안질환 ··· 164

구강 질환

구강내염 ··· 165
구취(입냄새) ······································ 166

치은출혈(잇몸출혈) ···························· 16
치통 ·· 16
풍치, 치루농루 ··································· 16

관절/팔 · 다리 · 목 질환

강직성척추염/척추골반염증 ·············· 17
견관절 주위염/오십견 ························ 17
경련(팔다리) ······································· 17
경추질환 ··· 17
골프 전/후 ··· 17
관절질환-근부(발뒤꿈치) ··················· 17
관절질환-둔부(엉덩이뼈) ··················· 17
관절질환-목부 ···································· 17
관절질환-아래턱 ································ 17
관절질환-완부(손목) ·························· 17
관절질환-주부(팔꿈치) ······················· 18
관절질환-지부 ···································· 18
낙침/목결림 ·· 18
류마티스관절염 ·································· 18
류마티즘 ··· 18
목/어깨 근막염 ·································· 18
무릎관절통 ··· 18
발목관절통 ··· 18
사격증(목이 옆으로 기울어짐) ········· 18
상지마비/저림 ···································· 18
손발 끝 감각 이상증 ························ 19
아킬레스건염 ····································· 19
장단지 근육 경련 ······························ 19
족근통(발꿈치 통증) ·························· 19
좌골신경통 ··· 19
통풍 ··· 19
하지마비/저림 ···································· 19
허리디스크 ··· 19

CONTENTS

정신 질환

광장공포증 ·················· 198
구안와사(주위성 안면 신경 마비) ········· 199
갈더듬 ·················· 200
객관염-상지 ·················· 201
공유병 ·················· 202
구맥증(맥이 낮고 고르지 않다) ········· 203
불면증 ·················· 204
우울증 ·················· 205
음식중독 ·················· 206
정신분열증 ·················· 207
집중력 증강 ·················· 208

미용법

무릎비만 ·················· 209
미용치료/주름제거 ·················· 210
비만 ·················· 211
비만(아랫배, 허리, 내장) ·················· 212
살빼기(다이어트) ·················· 213
유방을 풍만하게 ·················· 214
장단지 비만 ·················· 215
처진 히프 ·················· 216
허벅지 비만 ·················· 217

미용법

갱년기 장애 ·················· 218
갱년기 증상 ·················· 219
냉대하 ·················· 220
통감증 ·················· 221
불임증 ·················· 222
산후 모유분비 촉진 ·················· 223
습관성 유산 ·················· 224

월경불순 ·················· 225
월경통(생리통) ·················· 226
유방통/젖몸살 ·················· 227
유선염 - 급성 ·················· 228
유즙분비 부족 ·················· 229
임신 입덧 ·················· 230
자궁부속기염 ·················· 231
자궁암 ·················· 232
질염 ·················· 233
폐경 ·················· 234

소아 질환

경끼/놀람 ·················· 235
발육부전 ·················· 236
소아 기관저폐렴 ·················· 237
소아 밤낮 바뀜 ·················· 238
소아 밤울음 ·················· 239

가스중독

백회

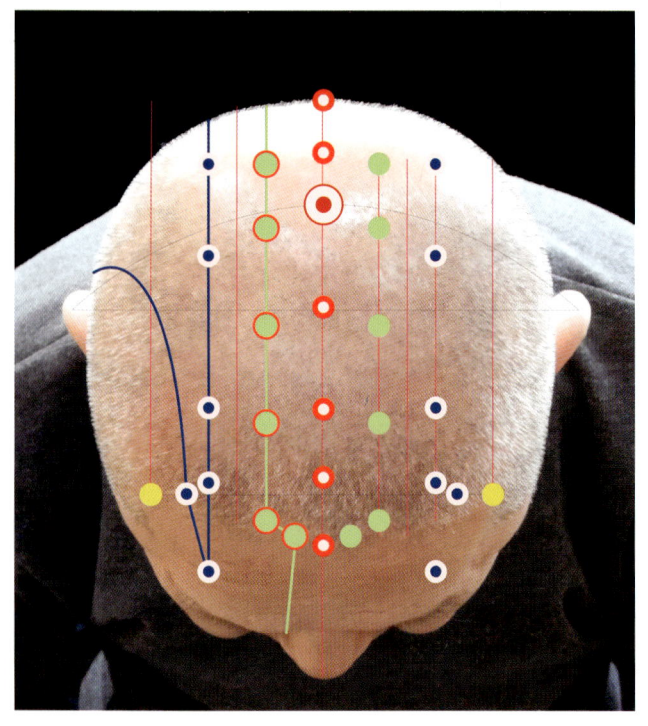

- 정중선상에서 신정과 뇌호의 중앙

고열

이첨

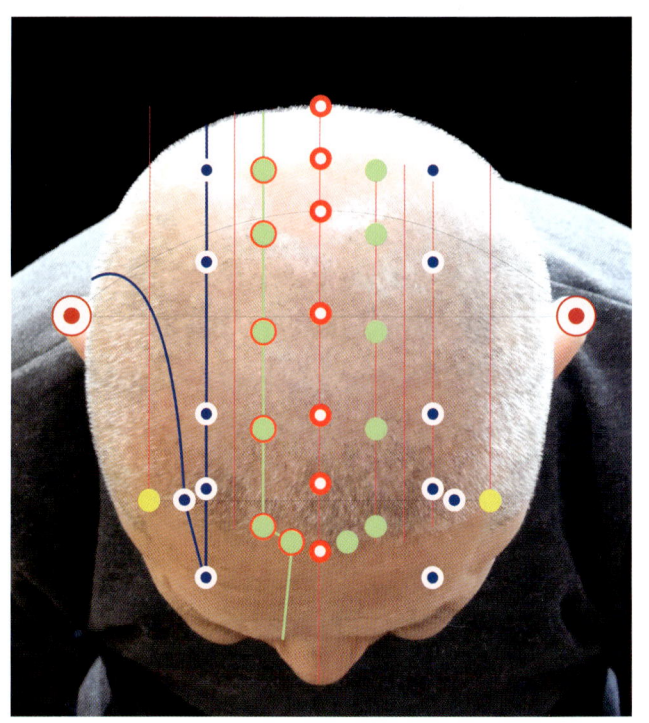

- 외이의 최상단

기절/졸도/정신혼미

수구

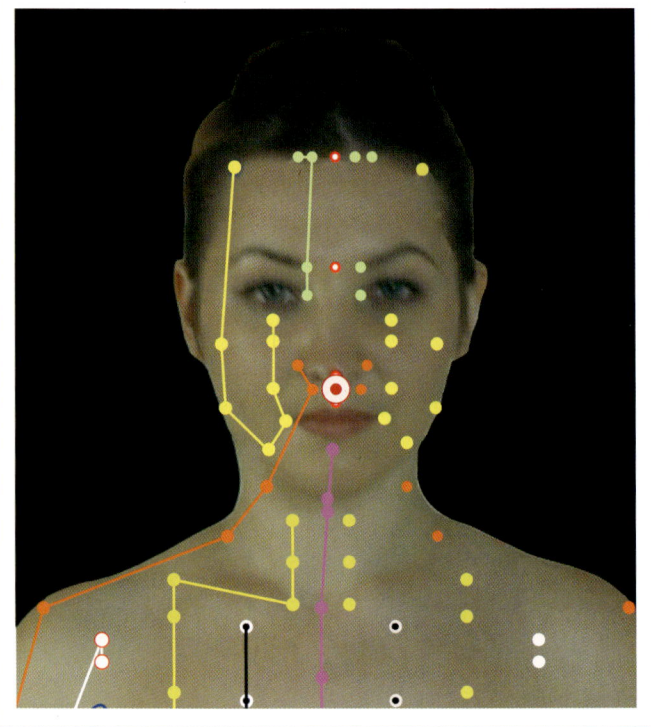

- 두부 정중선상의 인중에서 비중격 아래쪽으로부터 1/3

구급 괄사법 (응급 처치법)

심장마비

십선

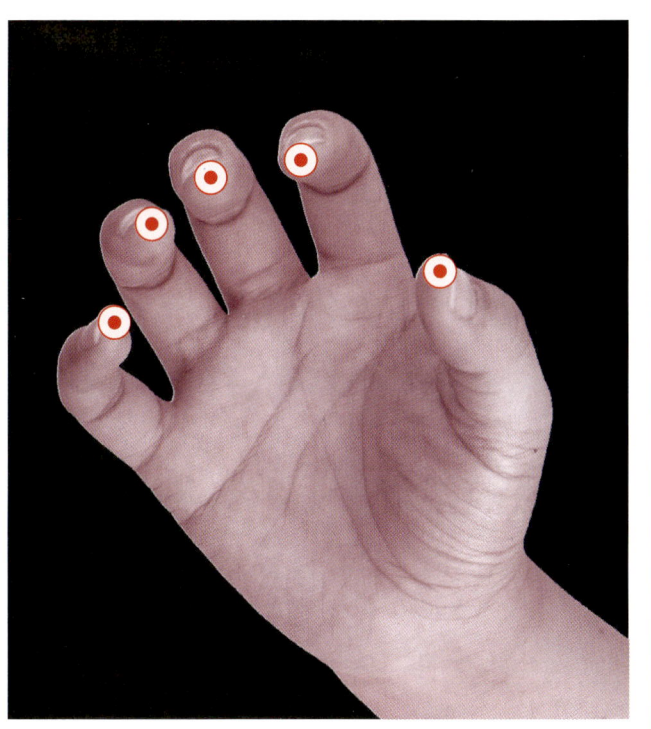

- 열손가락 끝

구급 괄사법 (응급 처치법)

요폐(소변불능)

방광수

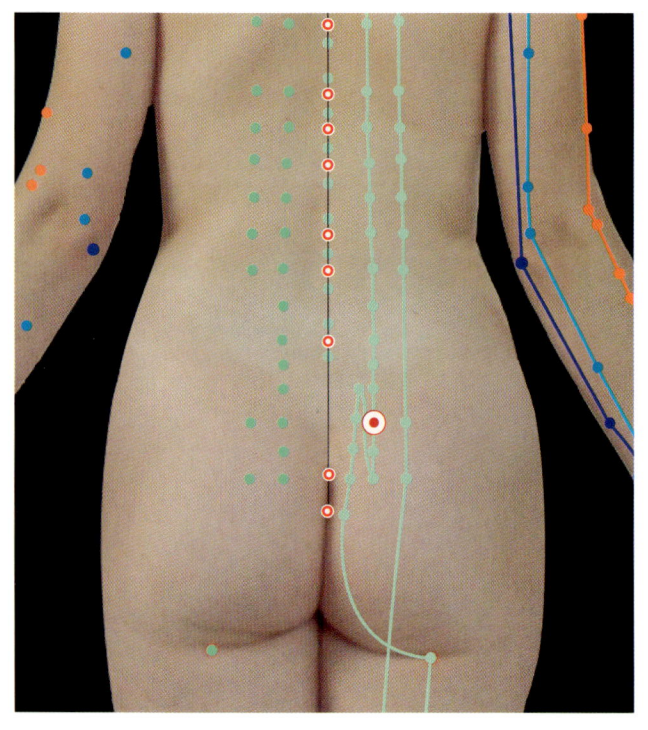

- 배내선상에서 관원유와 백환유의 중앙

구급 괄사법 (응급 처치법)

위급상황(중풍발작, 뇌전증)

수구

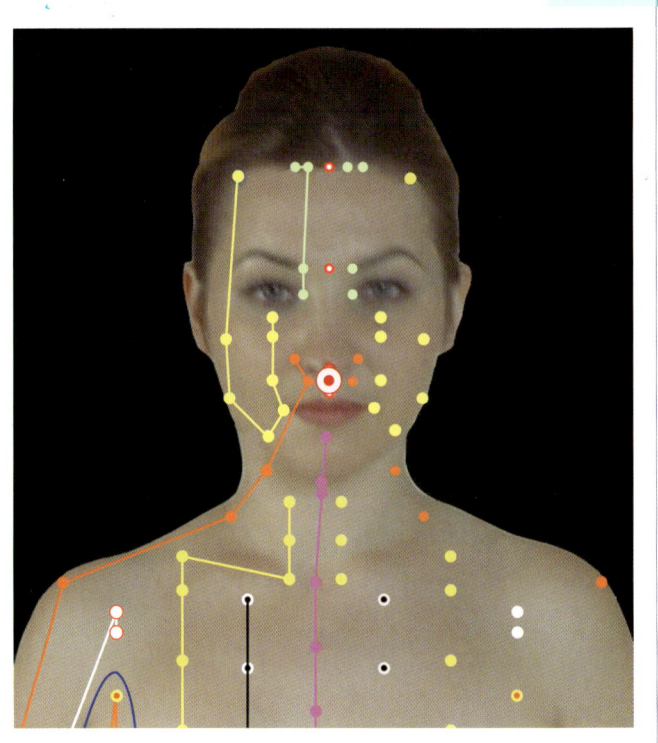

- 두부 정중선상의 인중에서 비중격 아래쪽으로부터 1/3

구급 괄사법 (응급 처치법)

익사

회음

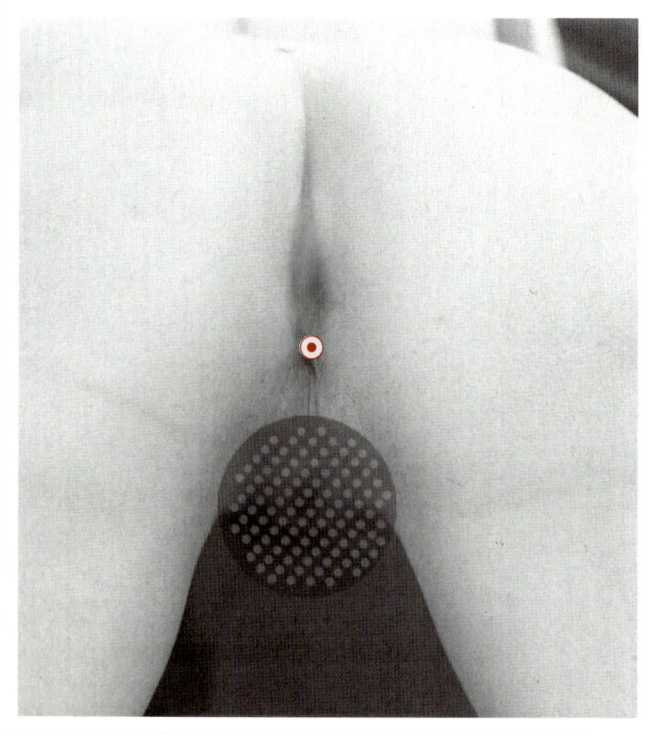

- 회음건 중심의 뒤쪽

구급 괄사법 (응급 처치법)

인사불성

수구

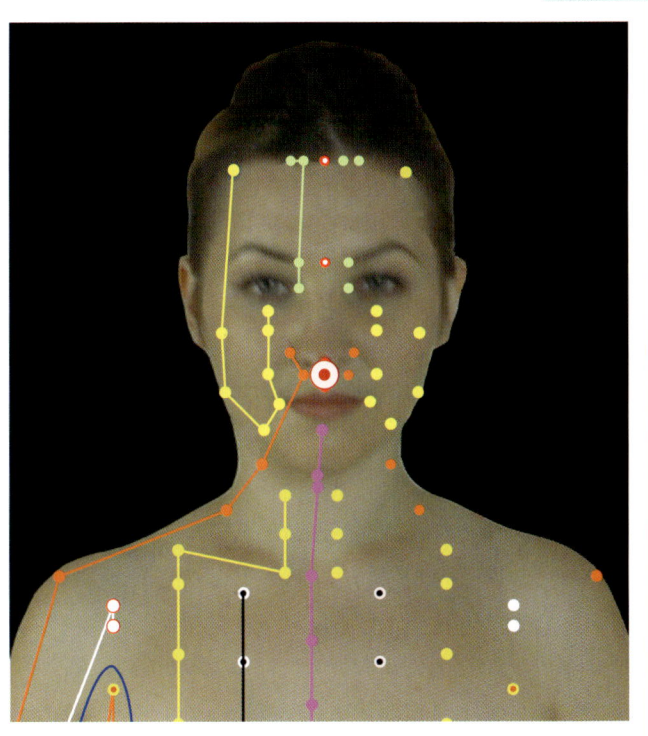

- 두부 정중선상의 인중에서 비중격 아래쪽으로부터 1/3

코피

상성

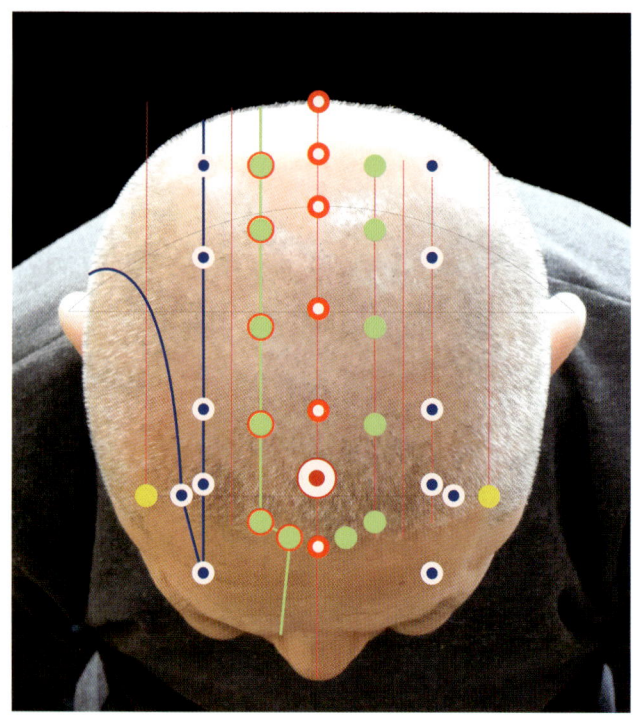

- 두부 정중선상에서 신정과 백회의 사이에서 신정으로부터 1/5

탈진

소료

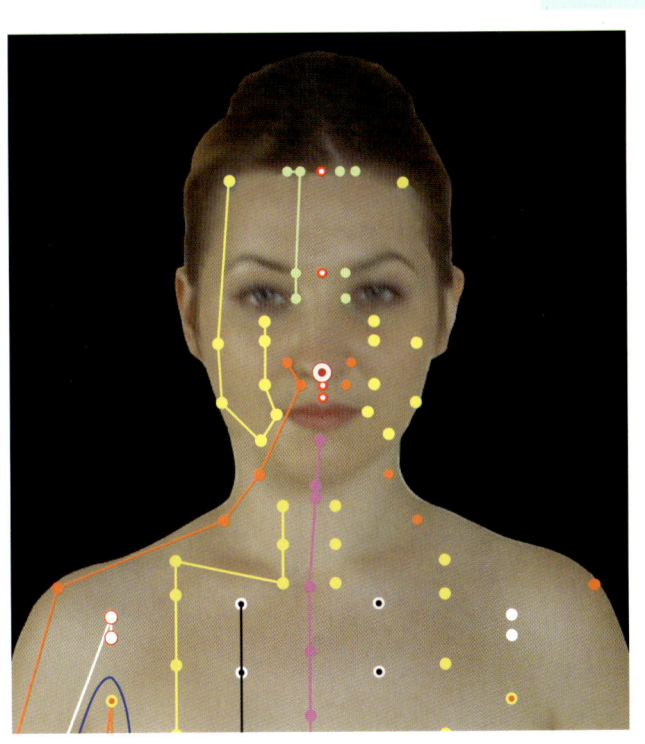

- 코끝의 정점

뇌 질환

뇌일혈 - 의식불명

신궐

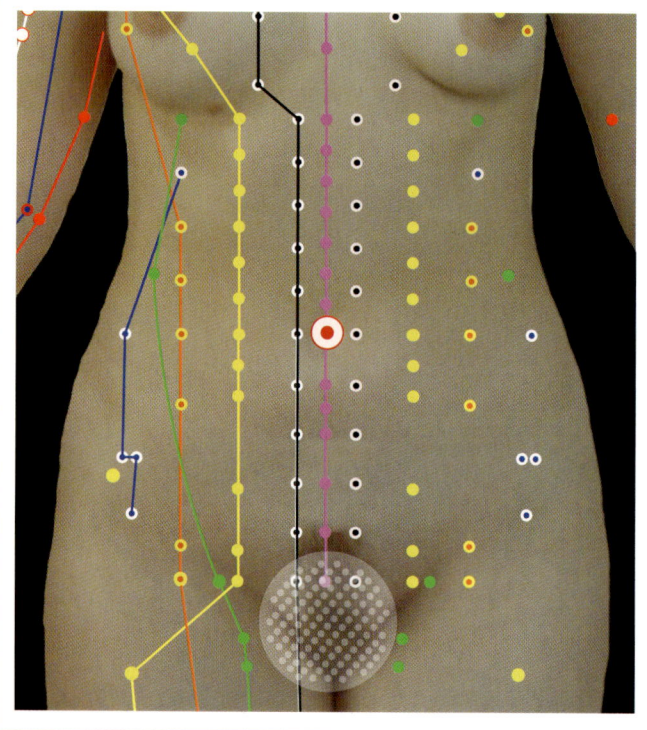

- 배꼽의 중심

뇌전증(간질)

전간

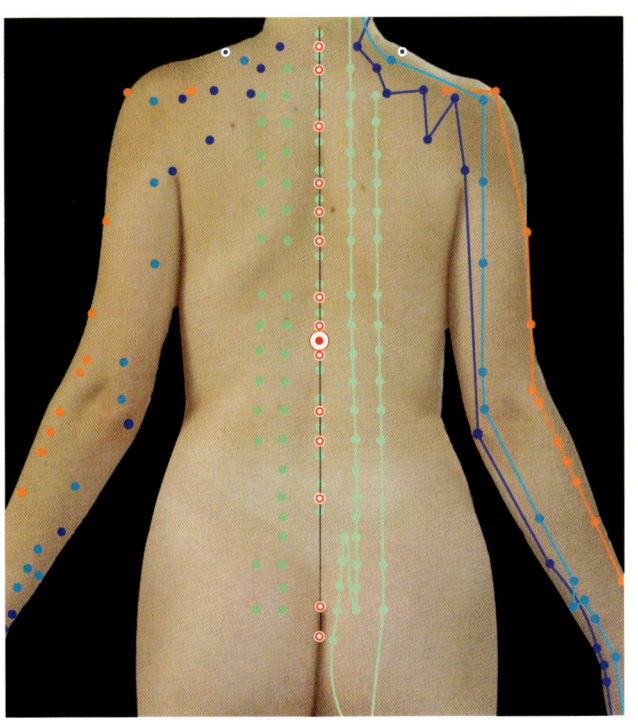

- 대추혈과 미골단을 이은 선의 중점

뇌진탕 / 뇌좌(외)상

백회

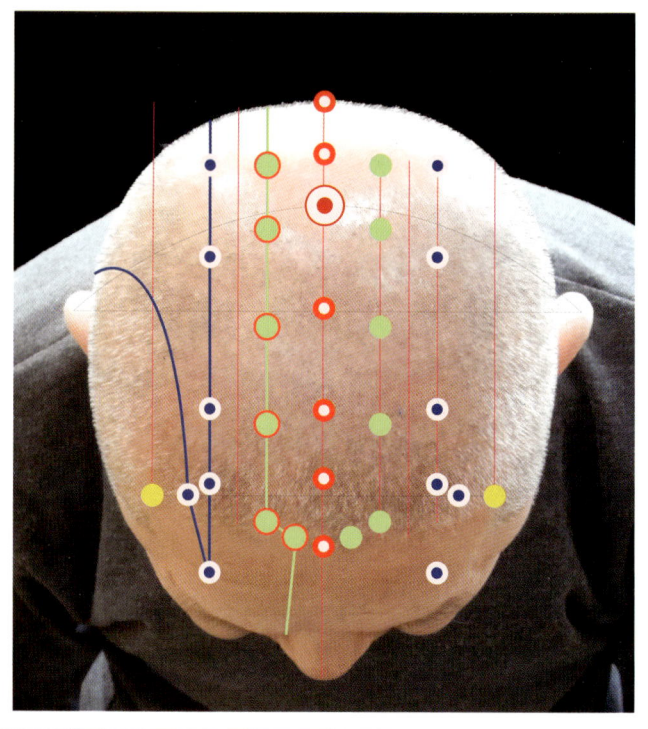

- 정중선상에서 신정과 뇌호의 중앙

뇌 질환

뇌혈관 경련

대추

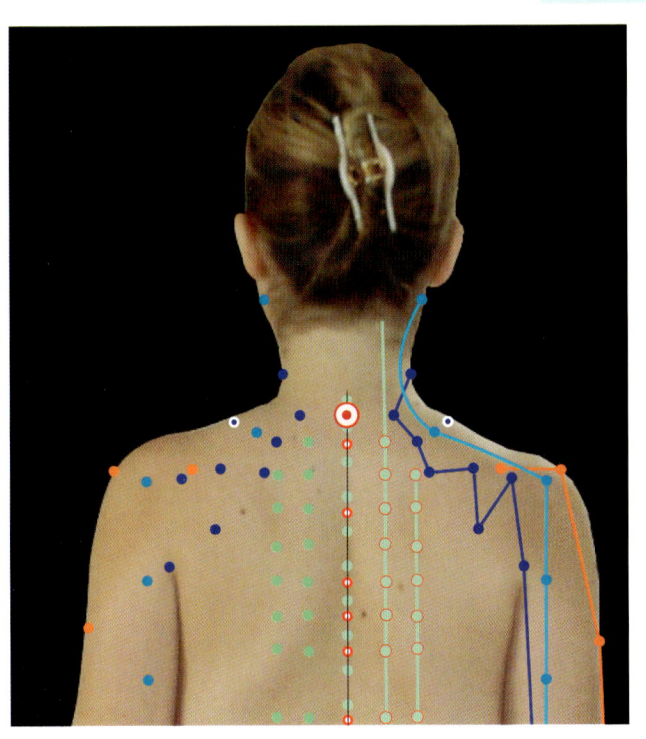

- 제7경추극돌기와 제1흉추극돌기의 사이

뇌 질환

중풍 후유증 - 상지마비

대저

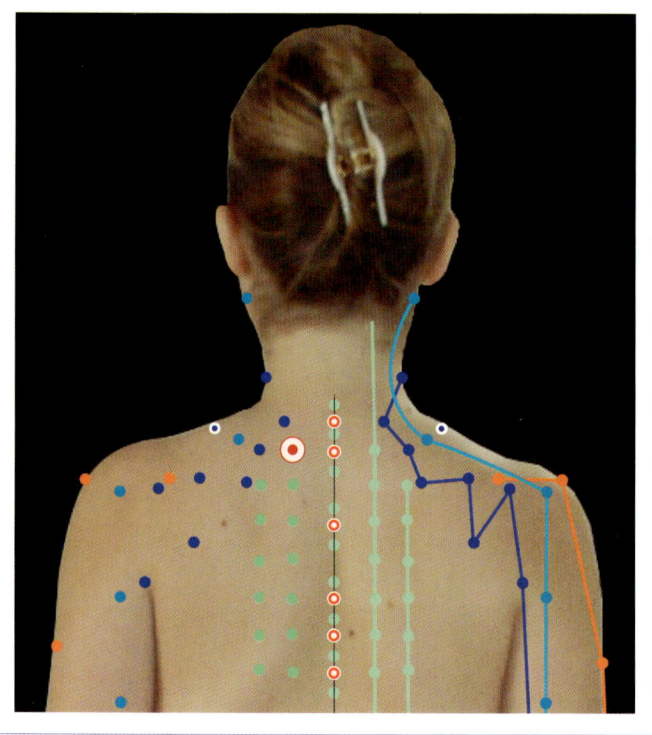

- 배내선상에서 제1, 2흉추극돌기 사이의 높이

중풍 후유증 – 실어증

염천

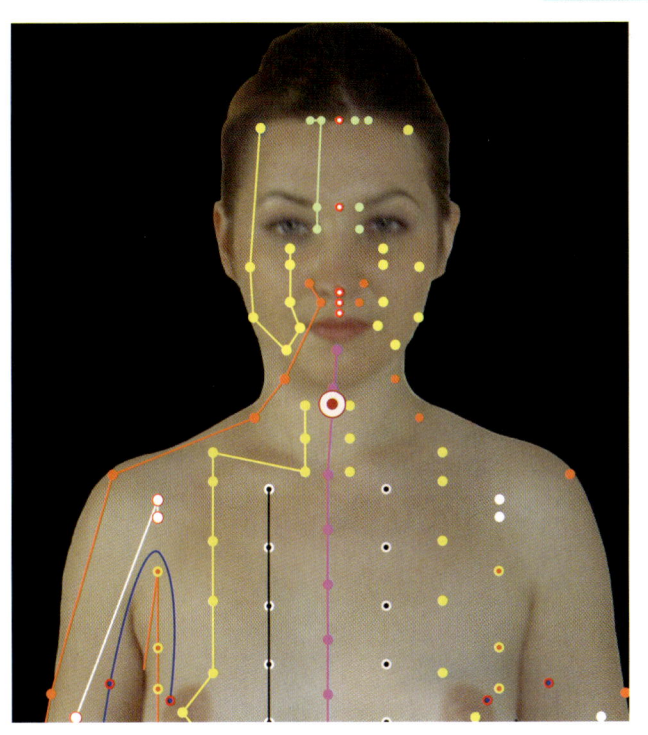

- 정중선상에서 설골의 아랫쪽

중풍 후유증 – 안면마비

영향

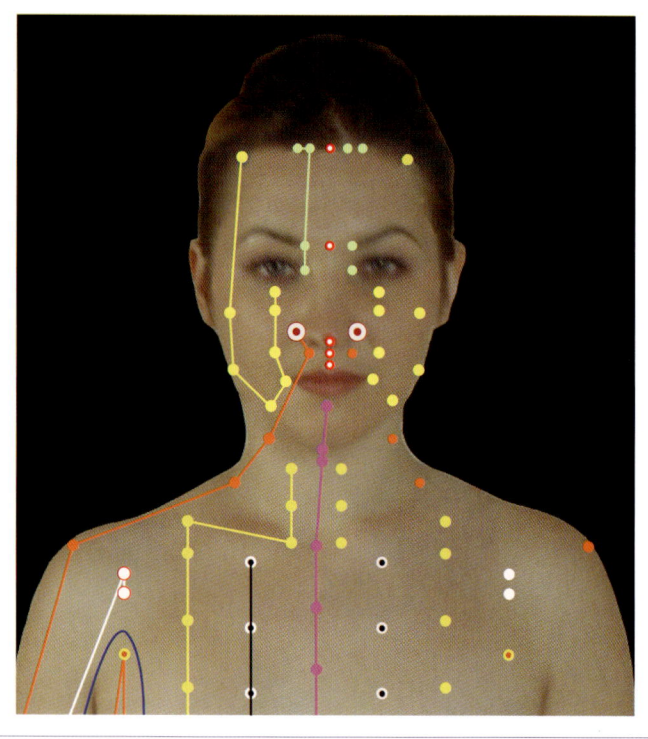

- 비익점의 높이에서 비진구점에 위치

뇌 질환

중풍 후유증 – 하지마비

풍시

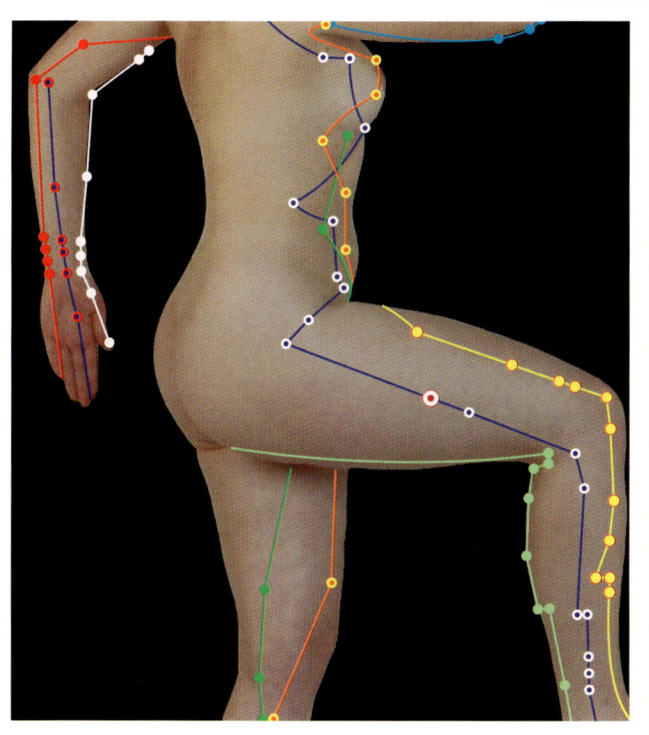

- 대퇴골 대전자 윗쪽과 대퇴골 외측의 아랫쪽 중앙

두통 – 편두통

풍지

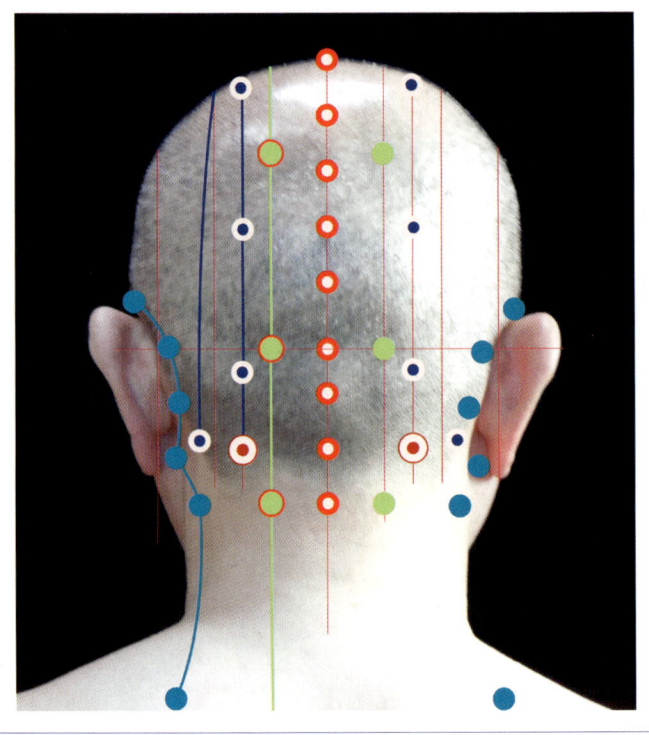

- 풍부와 완골의 사이에서 완골로부터 1/3

삼차신경통 – 안면상부

태양

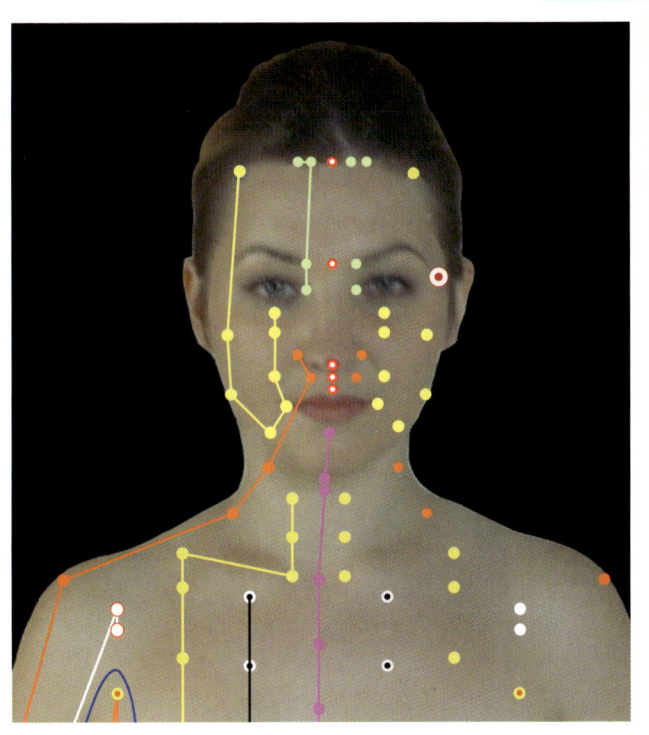

- 눈썹 바깥끝과 눈꼬리 중앙의 후방 1촌 패인 곳

안면근육경련

승장

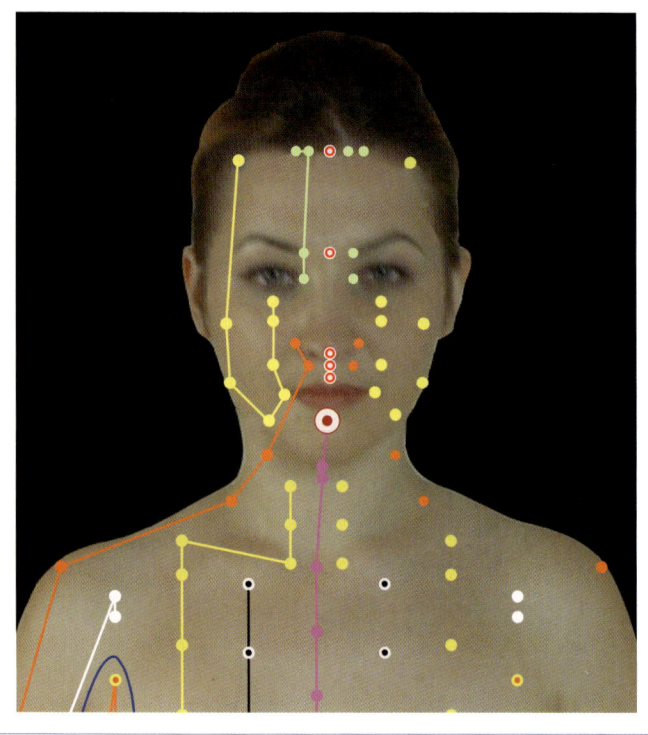

- 정중선상에서 아랫입술 바로 아래

안면마비

지창

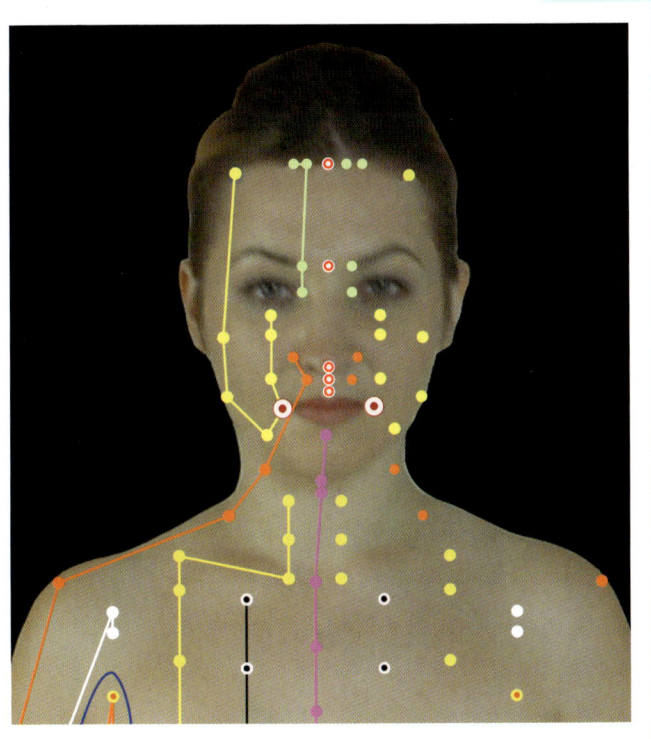

- 입가(구각)의 외측 1cm

뇌질환

외상성 반신불수 – 상지마비

대저

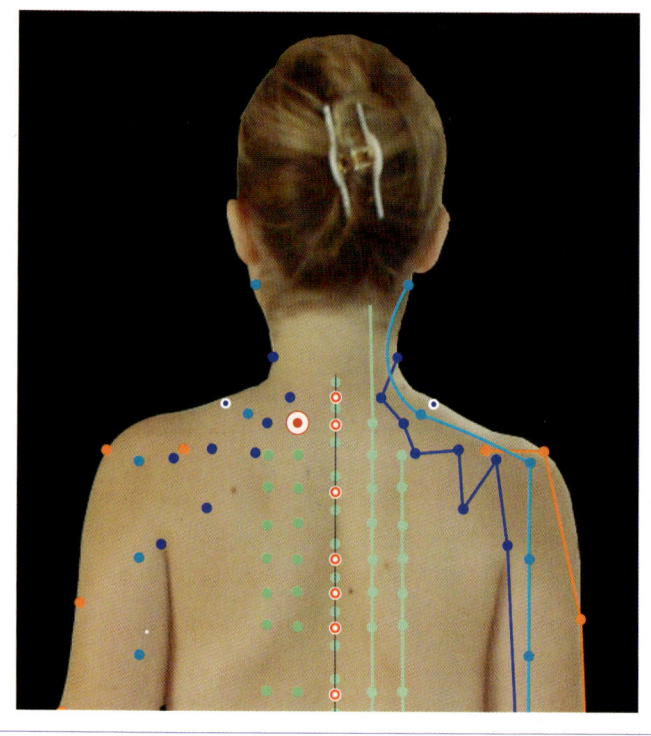

- 배내선상에서 제1, 2흉추극돌기 사이의 높이

뇌 질환

외상성 반신불수 - 하지마비

혈해

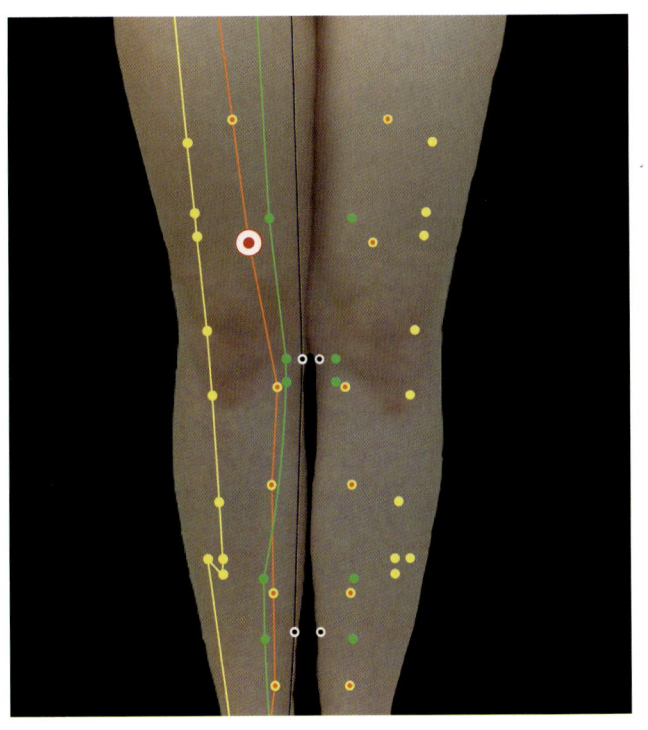

- 충문과 슬개골 위-안쪽의 사이에서 아래로 부터 1/6

중풍 초기

십선

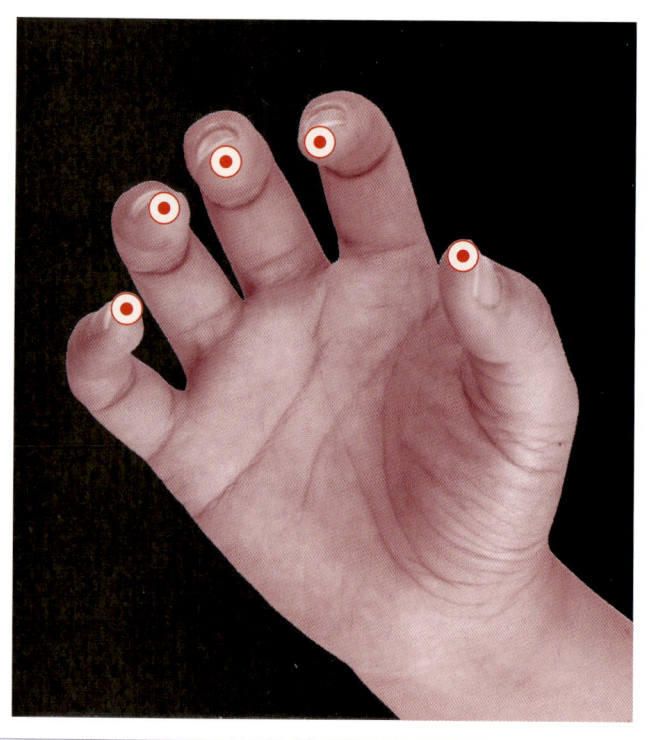

- 열손가락 끝

중풍후유증(반신불수/편마비)

백회

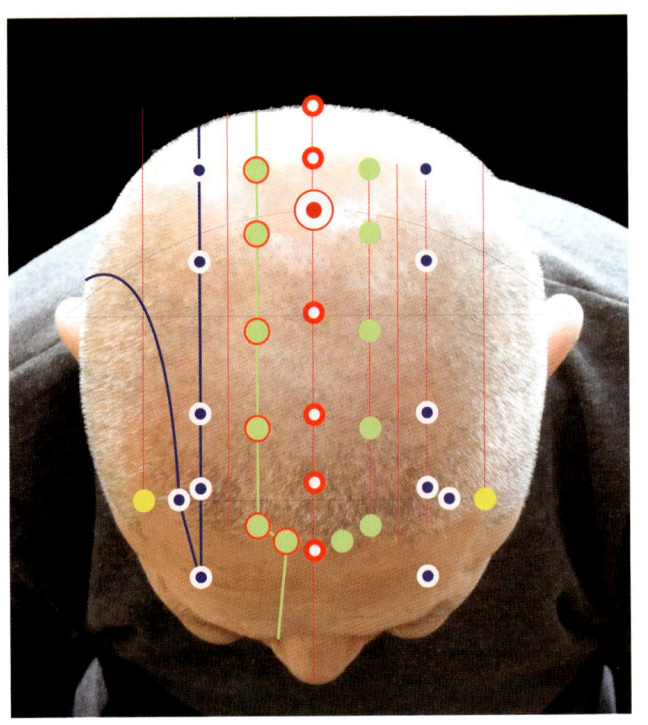

- 정중선상에서 신정과 뇌호의 중앙

진행성 마비

풍지

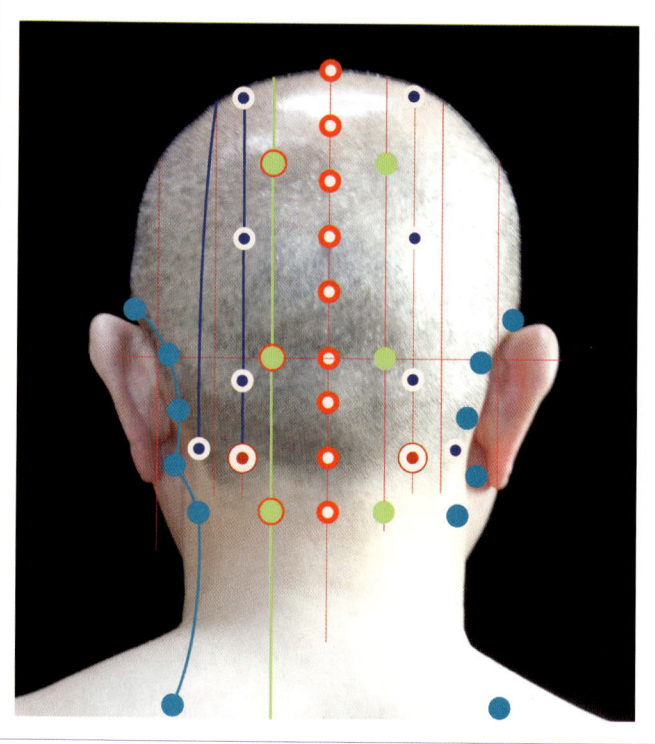

- 풍부와 완골의 사이에서 완골로부터 1/3

치매

신문

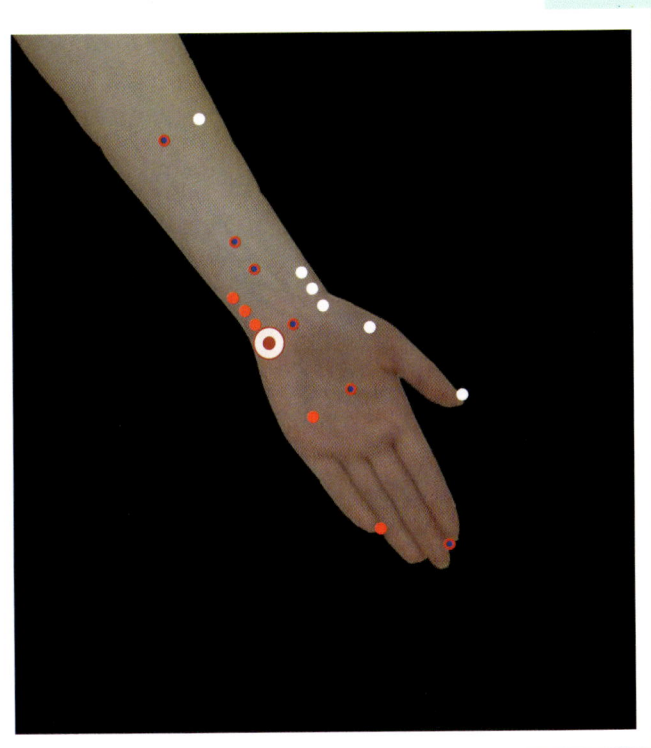

- 손목 주름에서 소지측 수근굴근건의 엄지측

위장 질환

구토

천돌

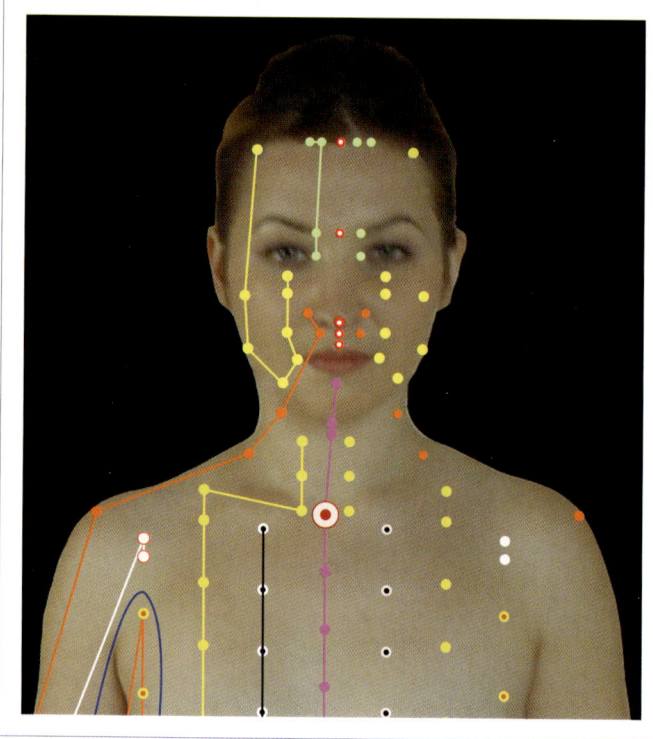

- 정중선상에서 경와의 중앙

위장 질환

급체

소상

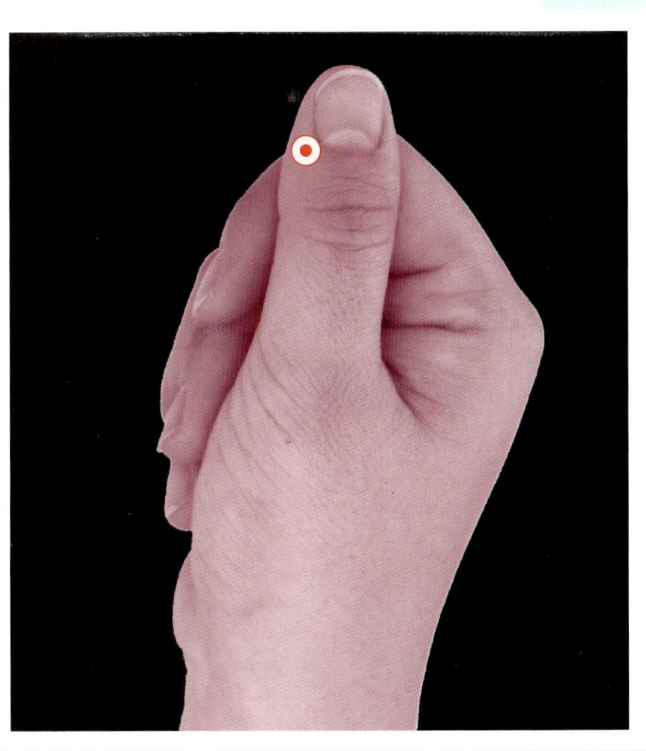

- 엄지손가락 안쪽에서 손톱각으로부터 상방 2mm

위장 질환

딸꾹질

내관

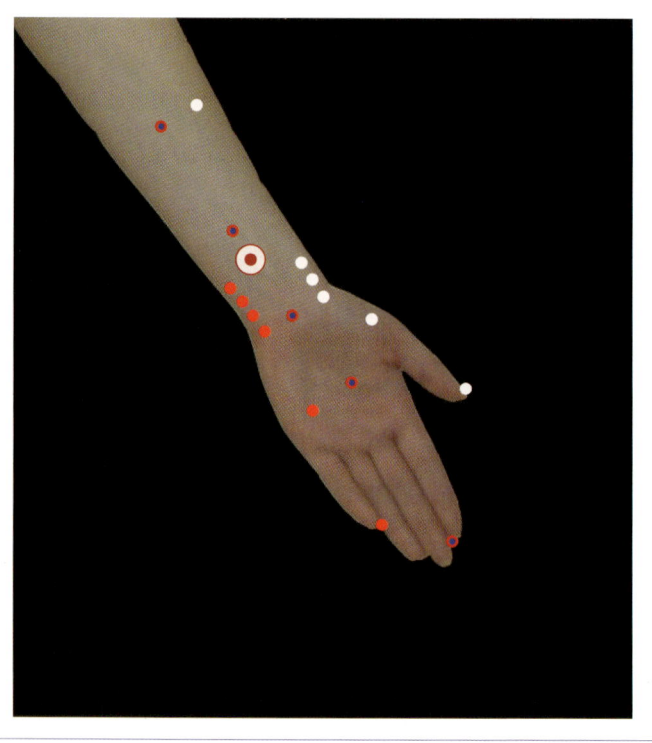

- 곡택과 대릉의 사이에서 대릉으로부터 1/6(상방 2촌)

위장 질환

멀미

내관

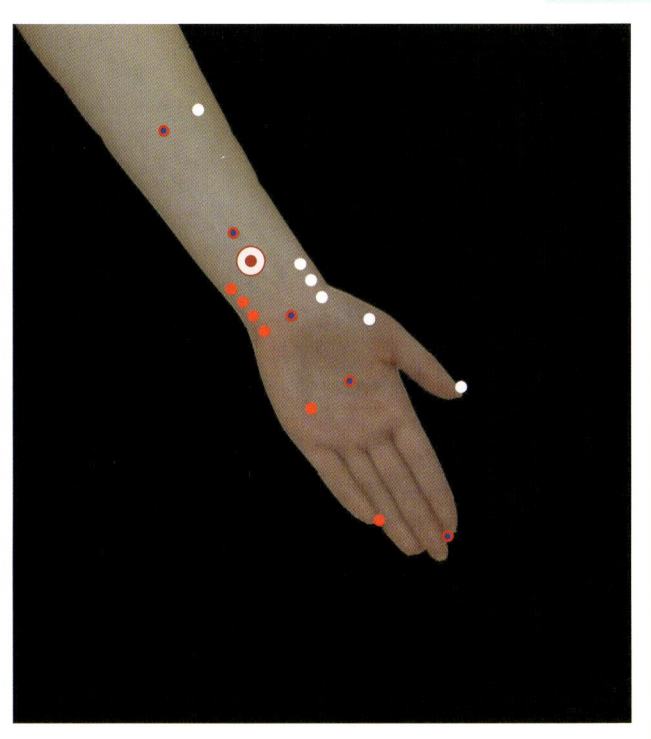

- 곡택과 대릉의 사이에서 대릉으로부터 1/6(상방 2촌)

위장 질환

소화불량

중완

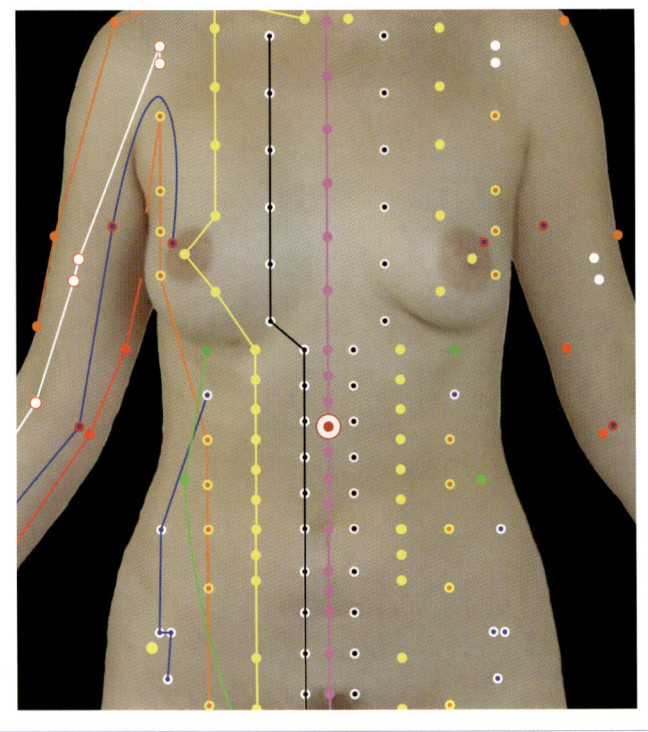

- 정중선상에서 흉골체하연(명치)과 배꼽의 중앙

위장 질환

식도암

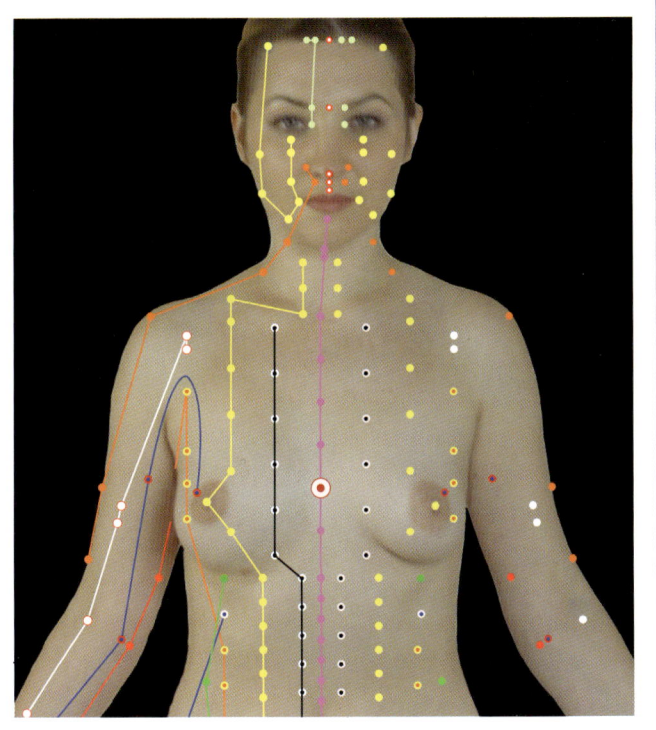

단중

- 정중선상에서 흉골경절흔 윗쪽과 중정의 사이에 중정으로부터 1/5

위장 질환

식도염

천돌

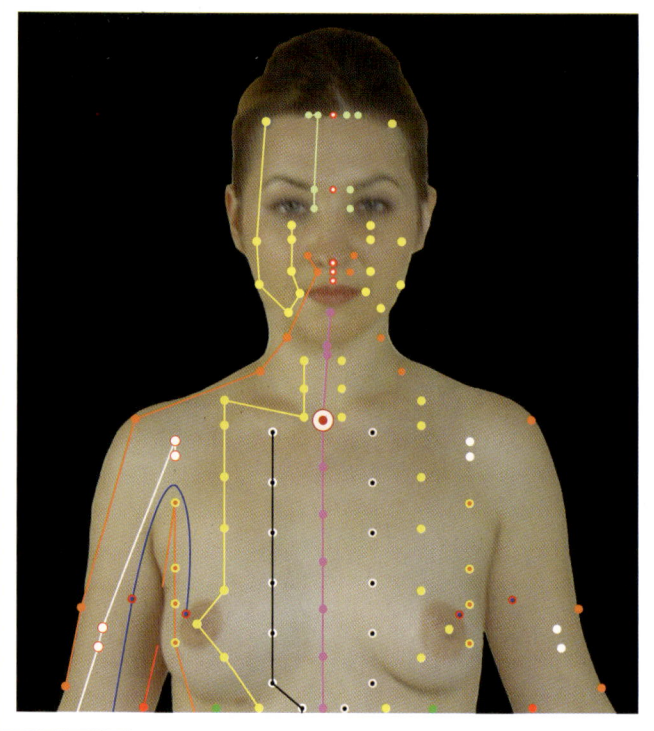

- 정중선상에서 경와의 중앙

위장 질환

위경련

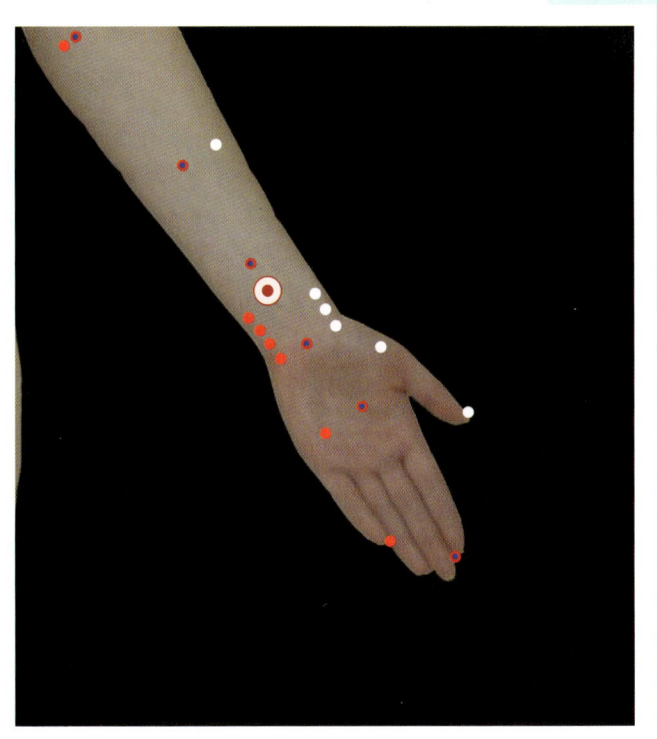

내관

- 곡택과 대릉의 사이에서 대릉으로부터 1/6(상방 2촌)

위무력증

상완

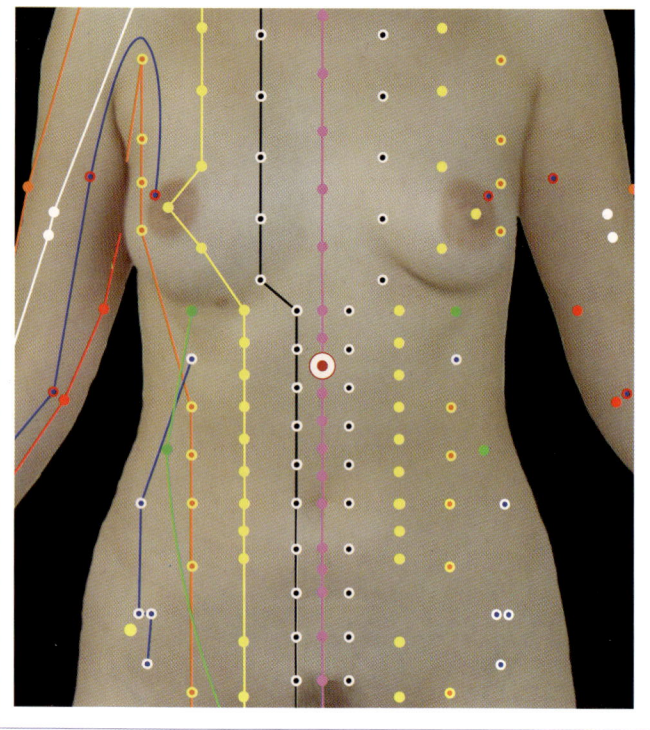

- 정중선상에서 흉골체하연(명치)과 배꼽의 사이에 흉골체하연 으로부터 3/8

위장 질환

위산과다

상완

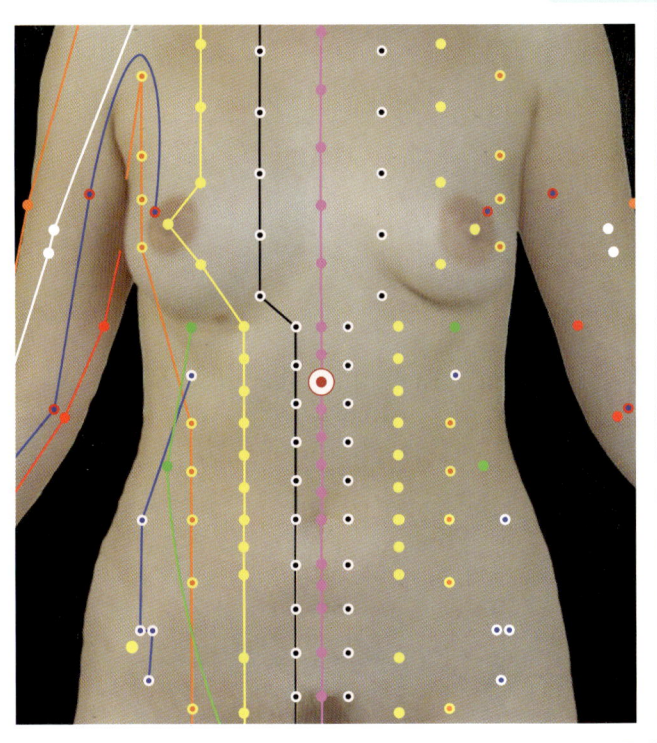

- 정중선상에서 흉골체하연(명치)과 배꼽의 사이에 흉골체하연으로부터 3/8

위장 질환

위십이지장궤양

중완

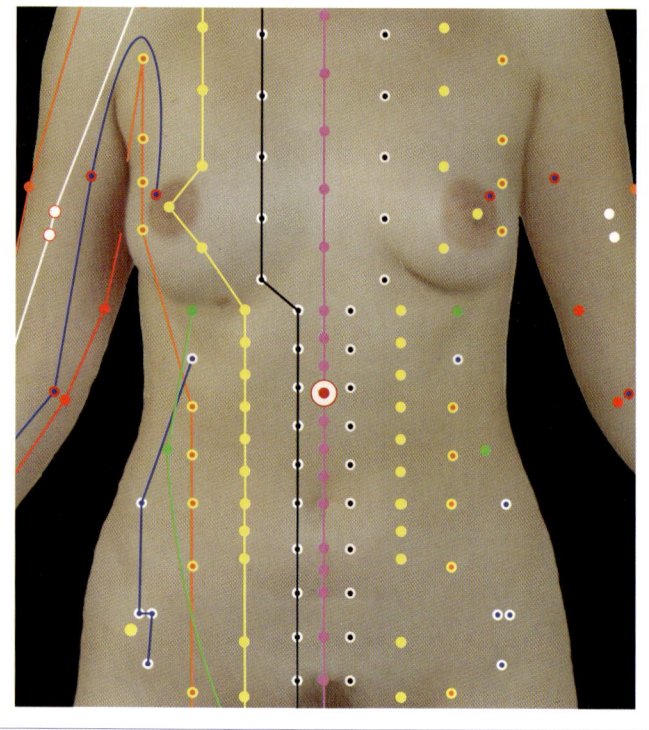

- 정중선상에서 흉골체하연(명치)과 배꼽의 중앙

위장 질환

위암

상완

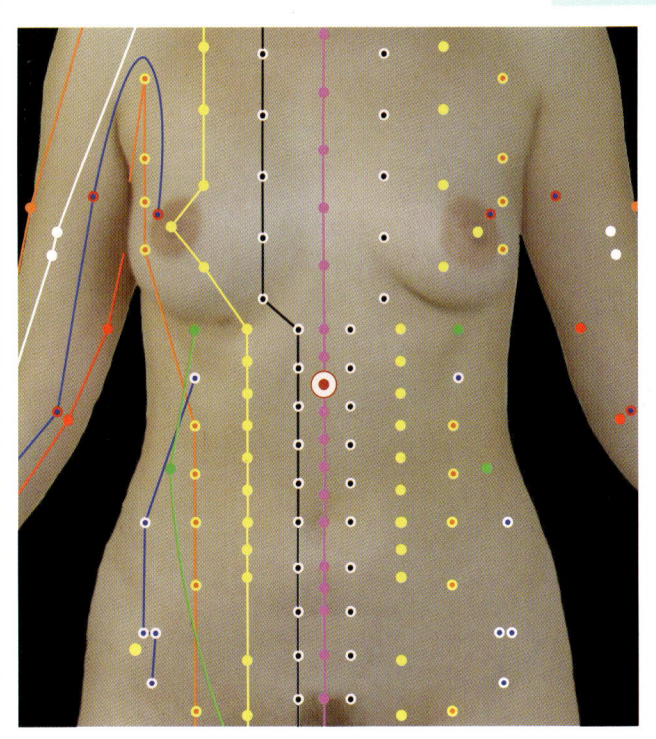

- 정중선상에서 흉골체하연(명치)과 배꼽의 사이에 흉골체하연 으로부터 3/8

위장 질환

위염 - 만성

중완

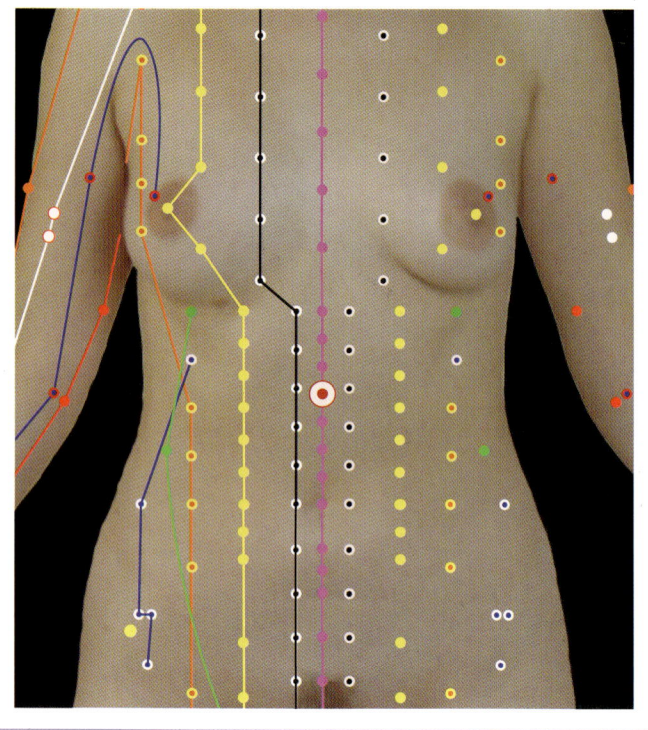

- 정중선상에서 흉골체하연(명치)과 배꼽의 중앙

위장 질환

위장염 – 급성

수분

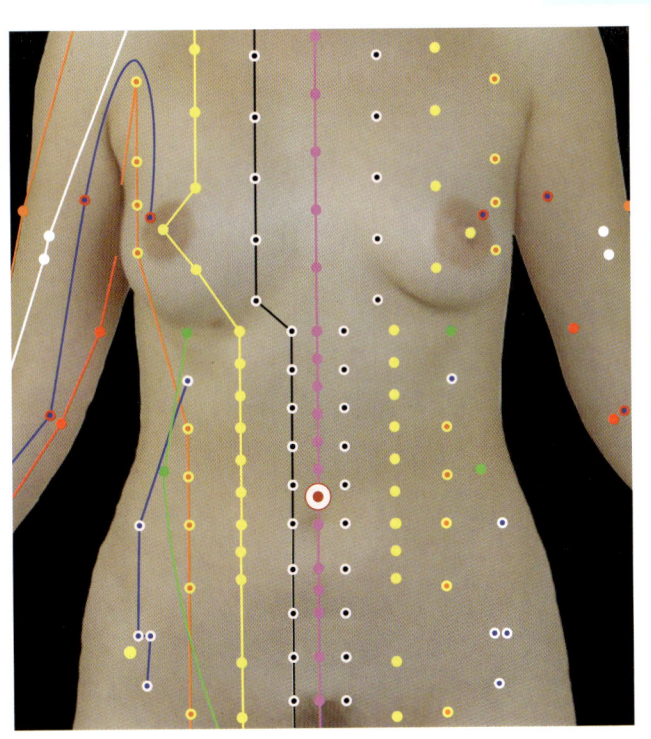

- 정중선상에서 흉골체하연(명치)과 배꼽의 사이에서 신궐로부터 1/8

위장 질환

위통

중완

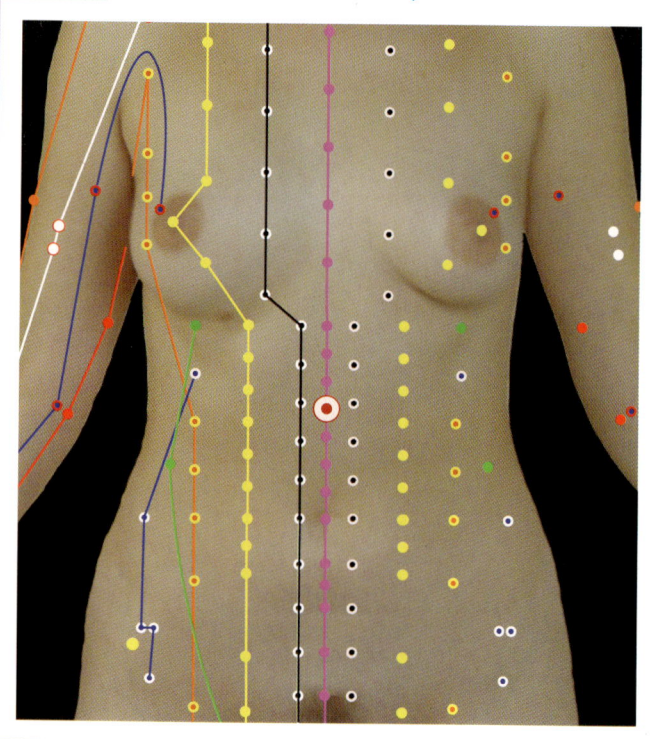

- 정중선상에서 흉골체하연(명치)과 배꼽의 중앙

위장 질환

유문협착

유문

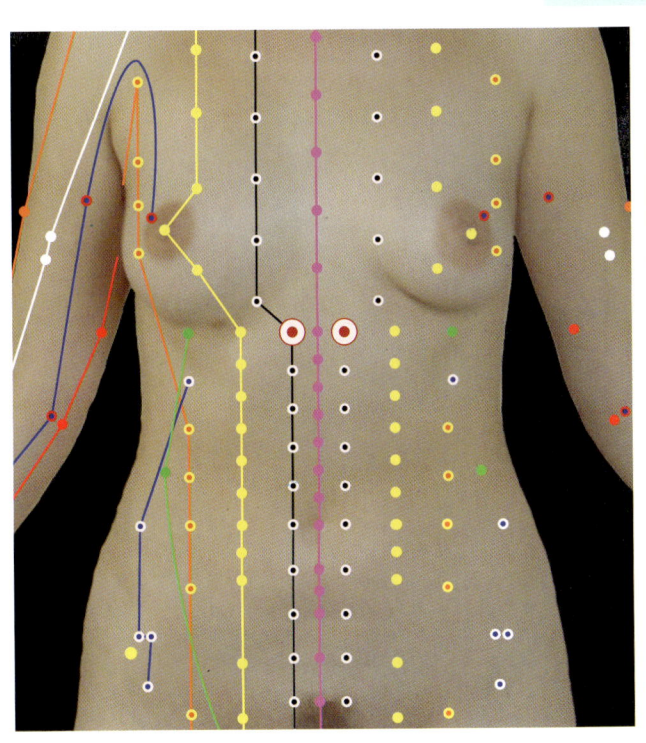

- 복내선상에서 거궐의 높이

감기

폐수

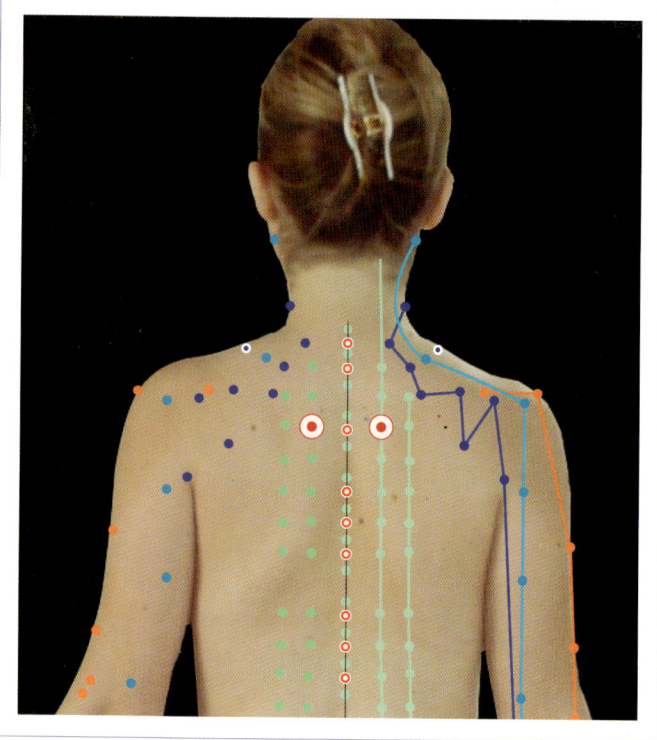

- 배내선상에서 제5, 6흉추극돌기 사이의 높이

호흡기 질환

기관지염

공최

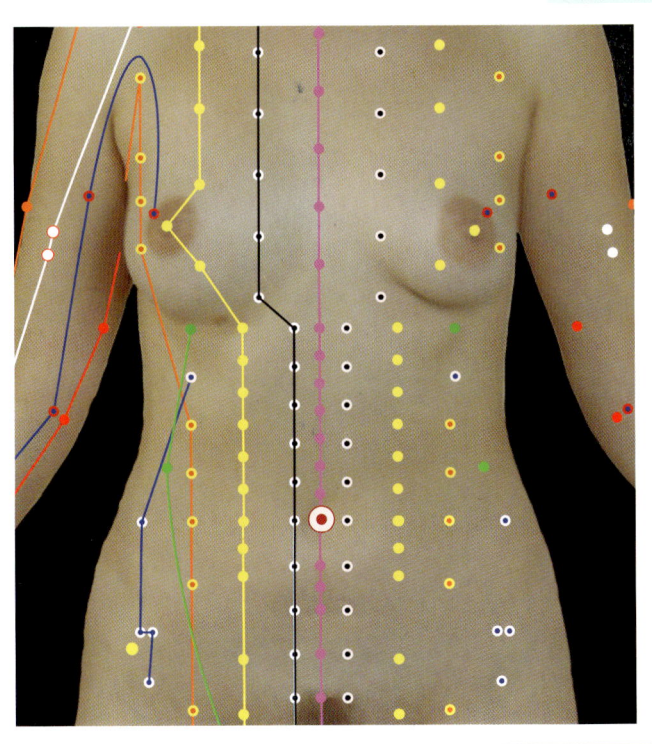

- 척택과 태연의 사이에서 척택으로 부터 4/9

호흡기 질환

기관지폐렴

공최

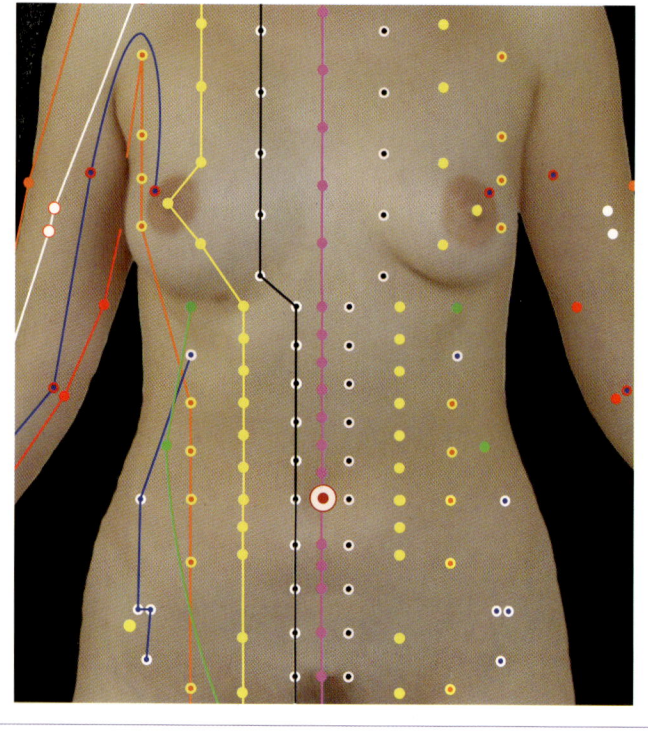

- 척택과 태연의 사이에서 척택으로 부터 4/9

호흡기 질환

기침 / 가래

대추

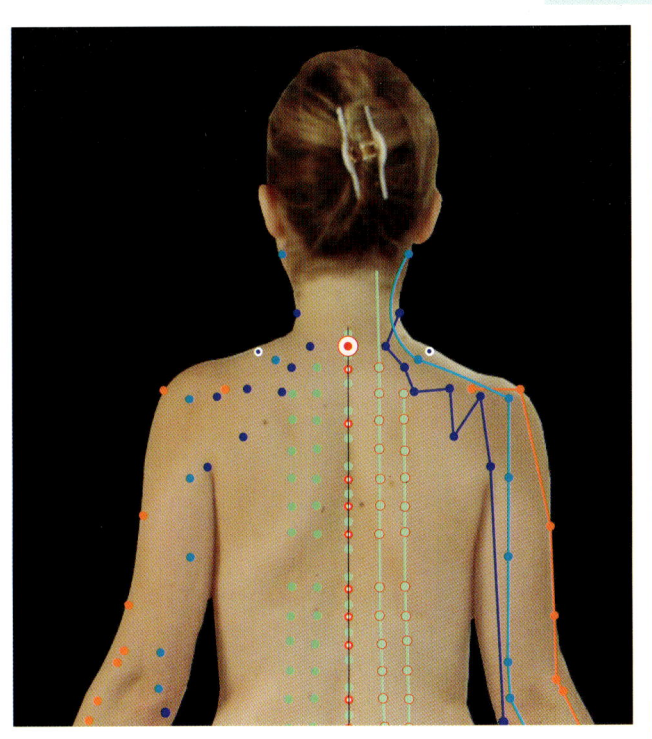

- 제7경추극돌기와 제1흉추극돌기의 사이

호흡기 질환

늑막염 / 흉막염

폐수

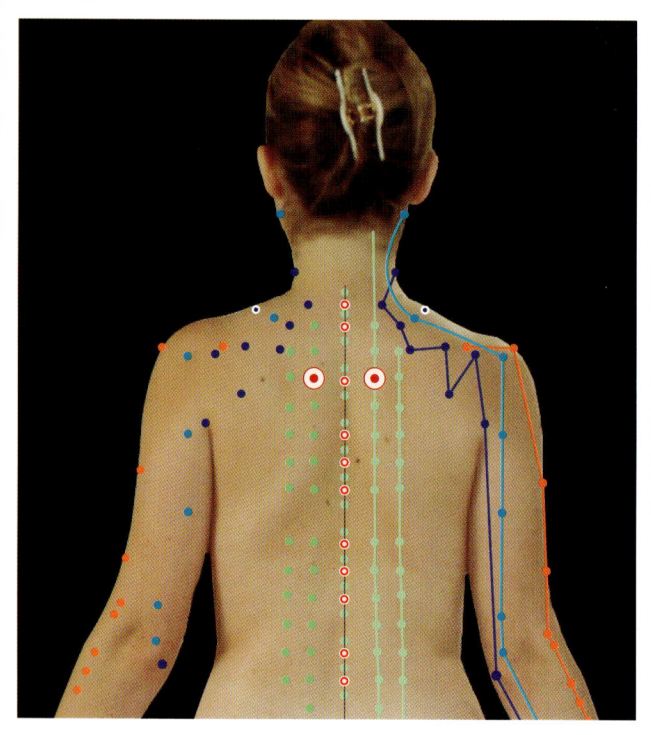

- 배내선상에서 제5, 6흉추극돌기 사이의 높이

호흡기 질환

상기도감염

신주

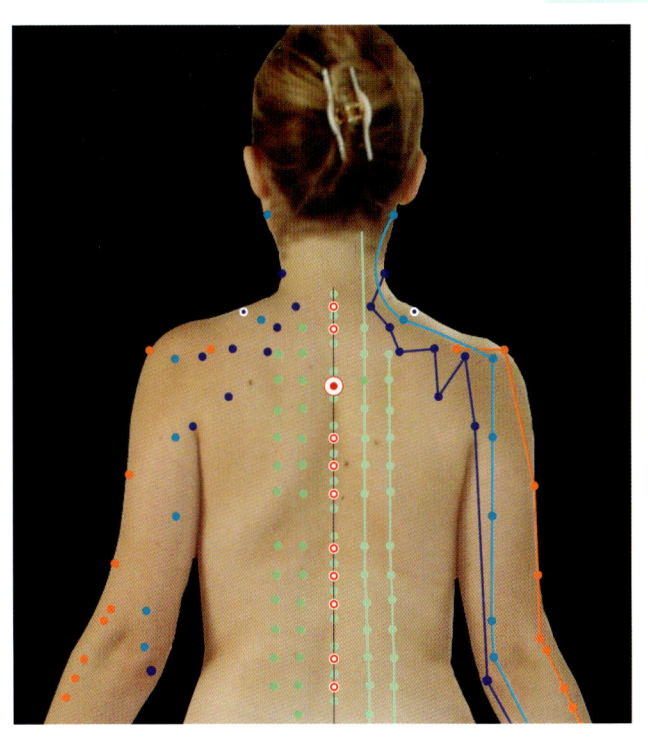

- 제3, 4흉추극돌기이 사이

호흡기 질환

유행성 감기

대추

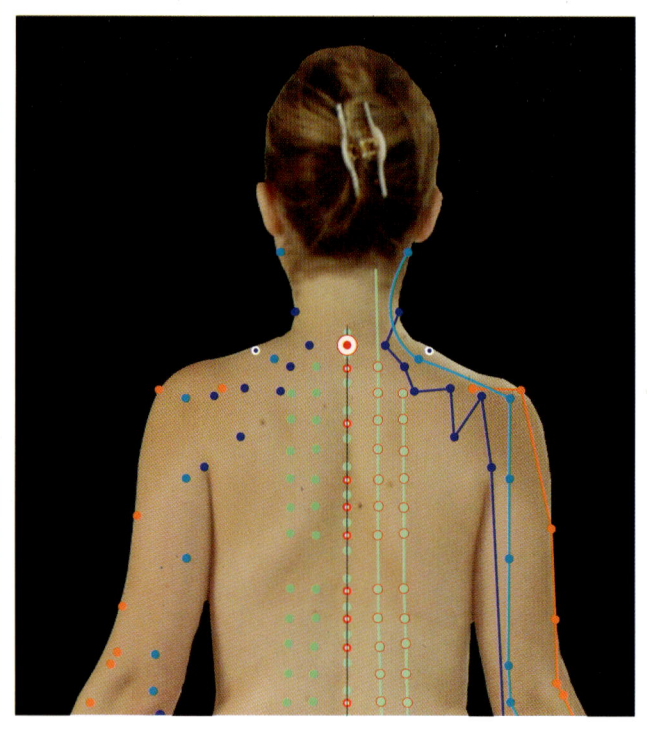

- 제7경추극돌기와 제1흉추극돌기의 사이

호흡기 질환

임파결핵

고황

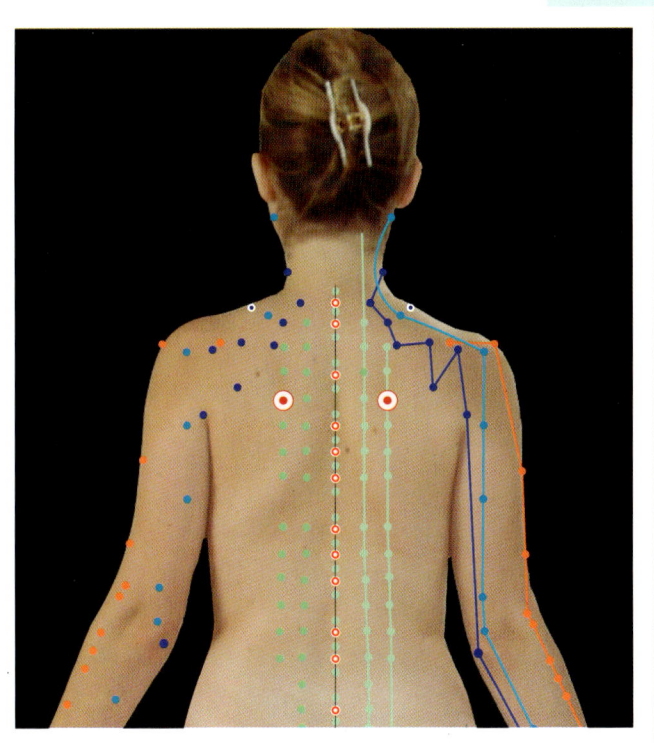

- 배외선상에서 제4, 5흉추극돌기 사이의 높이

천식

치천

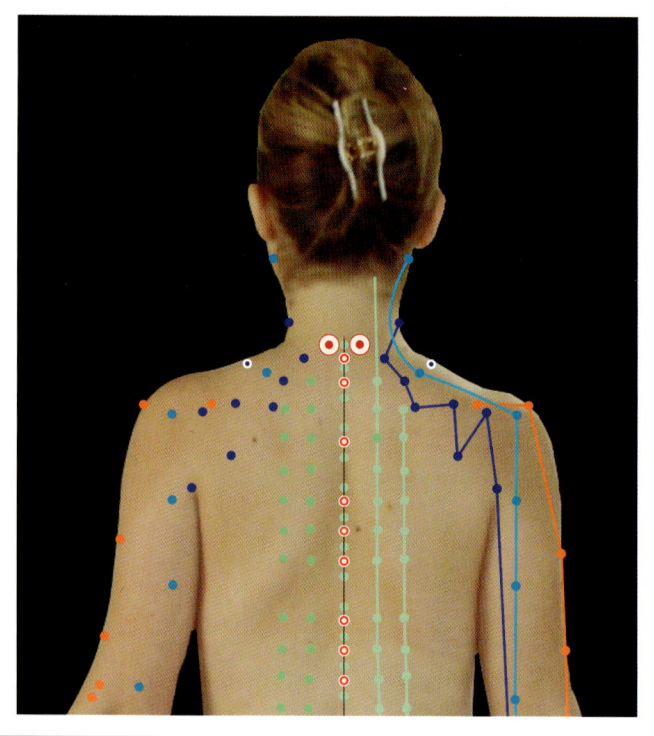

- 제7경추극돌기의 양 옆 0.5~1촌

호흡기 질환

폐결핵

고황

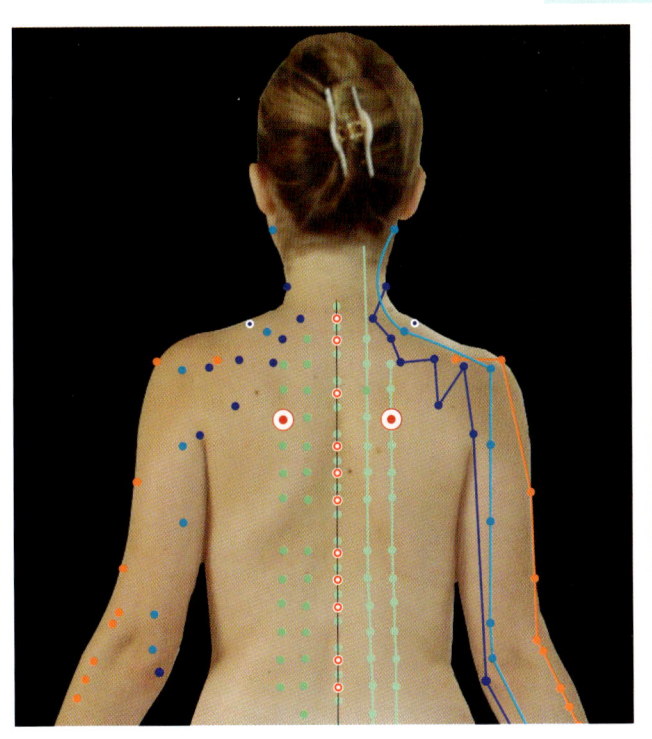

- 배외선상에서 제4, 5흉추극돌기 사이의 높이

폐렴

고황

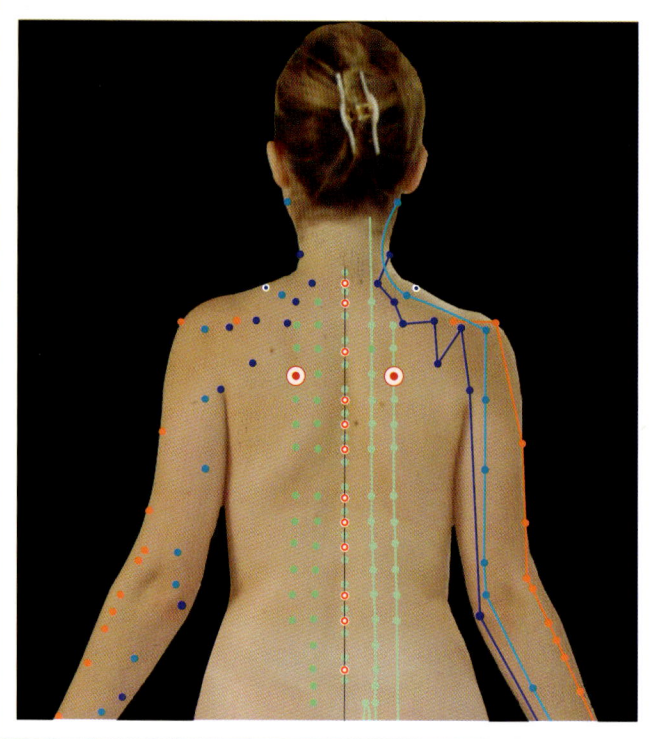

- 배외선상에서 제4, 5흉추극돌기 사이의 높이

호흡기 질환

폐암

폐수

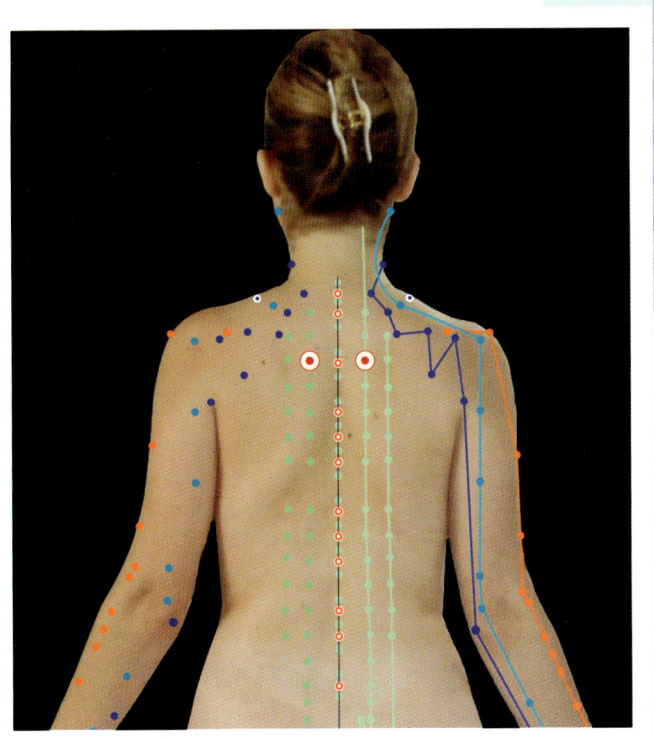

- 배내선상에서 제5, 6흉추극돌기 사이의 높이

폐화농증

폐수

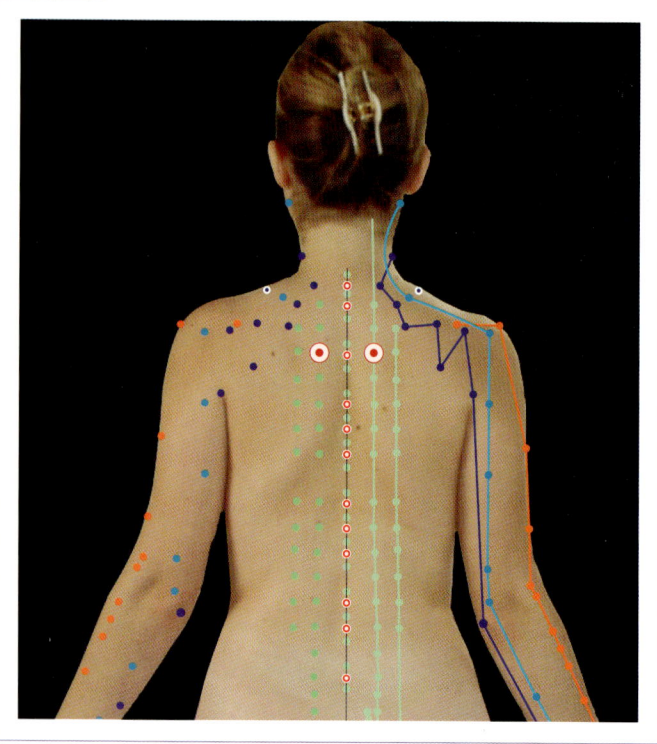

- 배내선상에서 제5, 6흉추극돌기 사이의 높이

호흡기 질환

해소 / 해수

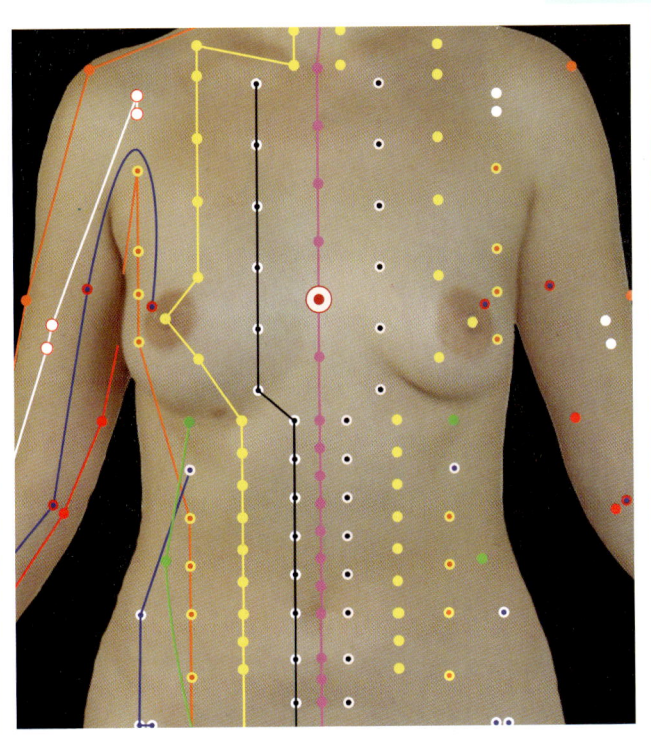

단중

- 정중선상에서 흉골경절흔 윗쪽과 중정의 사이에 중정으로부터 1/5

호흡기 질환

호흡근육마비

단중

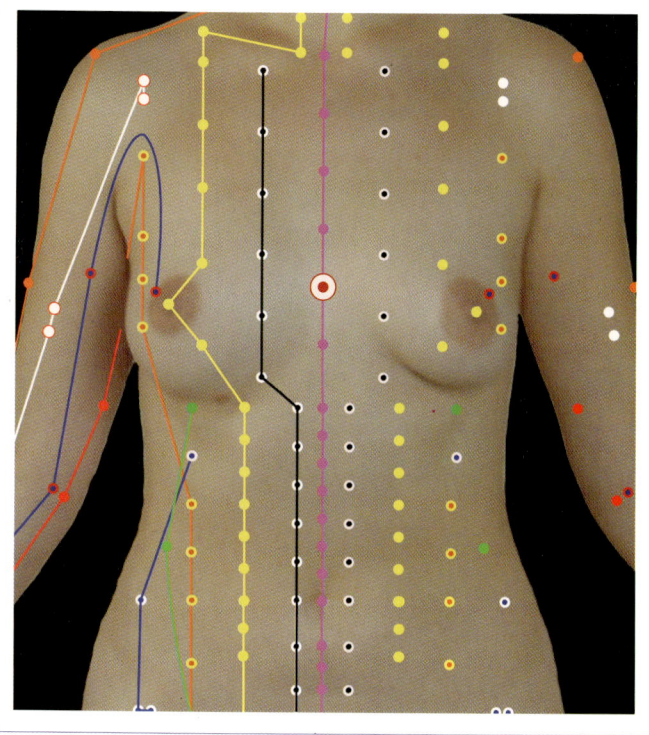

- 정중선상에서 흉골경절흔 윗쪽과 중정의 사이에 중정으로부터 1/5

피부 질환

각화증

혈해

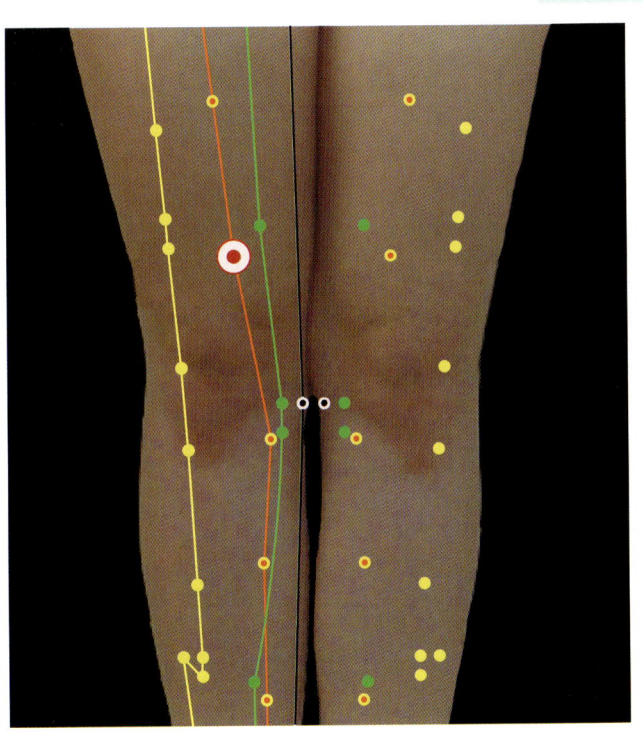

- 충문과 슬개골 위-안쪽의 사이에서 아래로 부터 1/6

피부 질환

결절성홍반

혈해

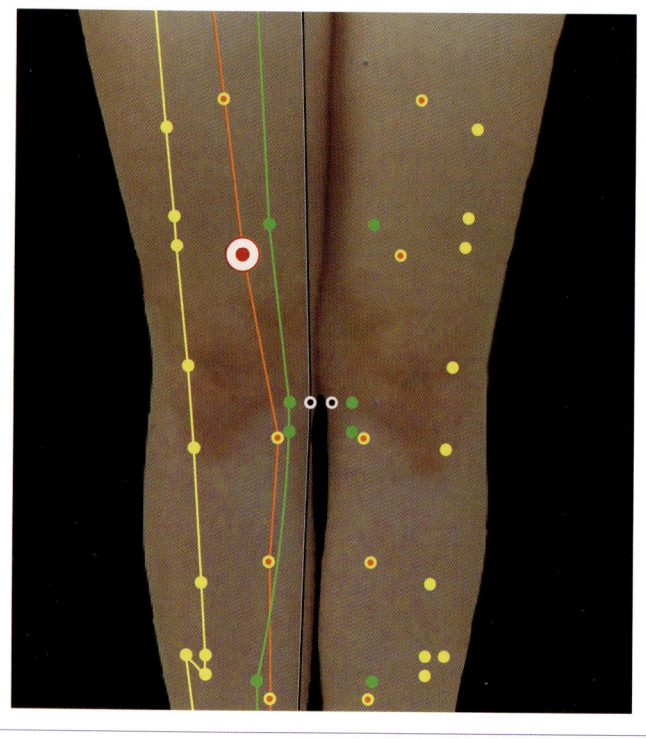

- 충문과 슬개골 위-안쪽의 사이에서 아래로 부터 1/6

노화방지(피부)

천정

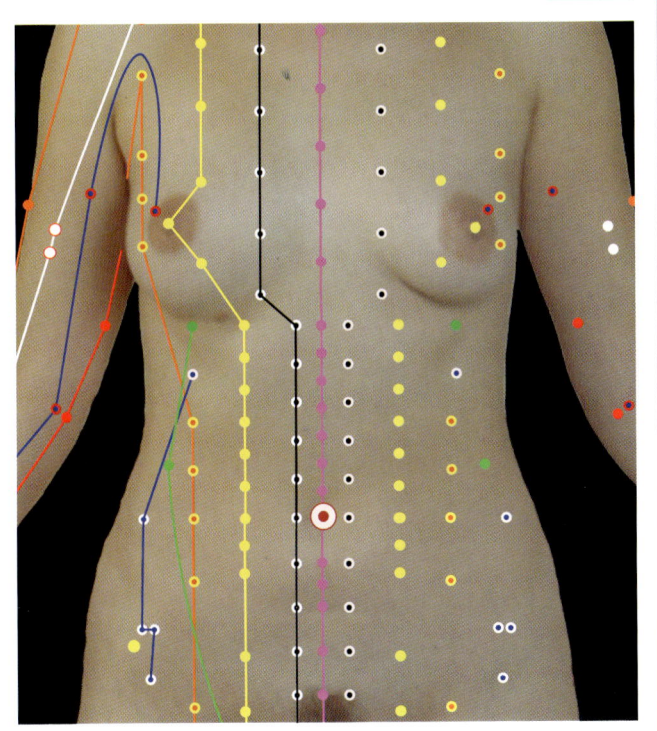

- 부돌과 결분의 중앙

피부 질환
단독 / 봉와직염

혈해

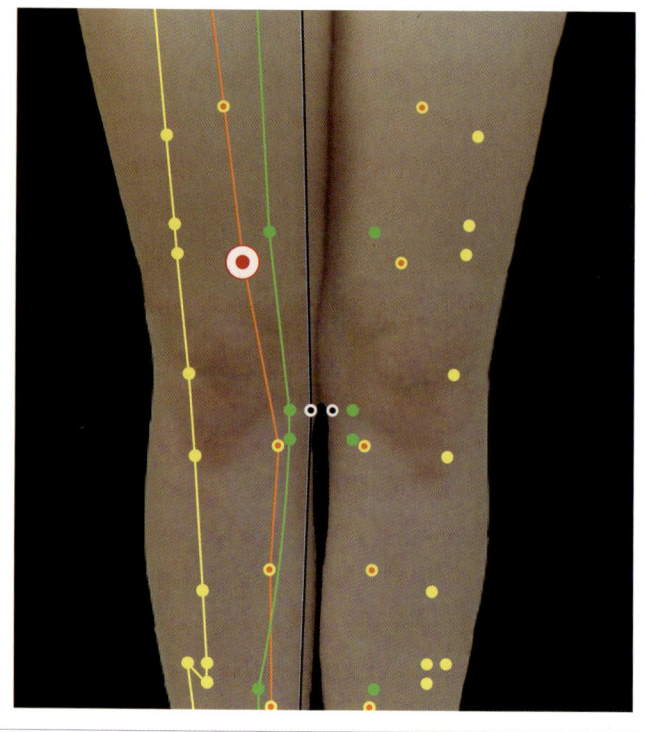

- 충문과 슬개골 위-안쪽의 사이에서 아래로 부터 1/6

피부 질환

대상포진

혈해

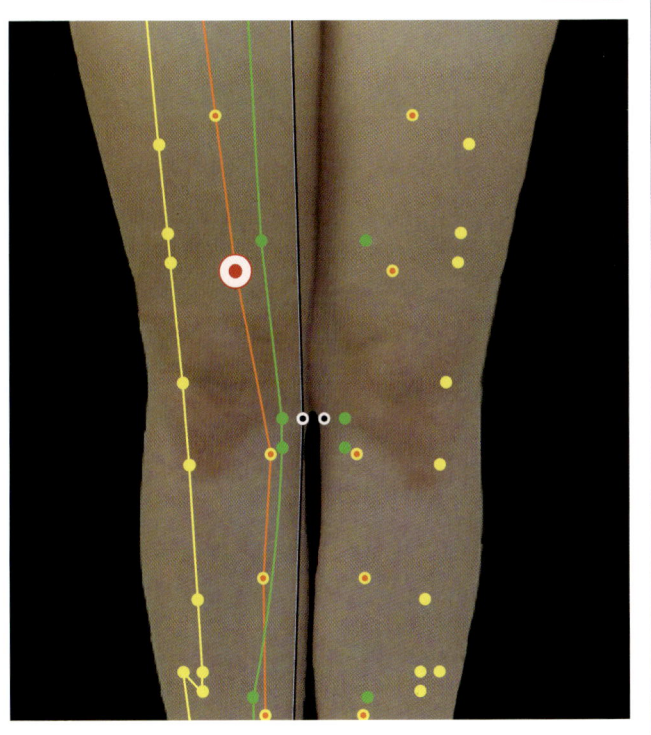

- 충문과 슬개골 위-안쪽의 사이에서 아래로 부터 1/6

동상

팔풍

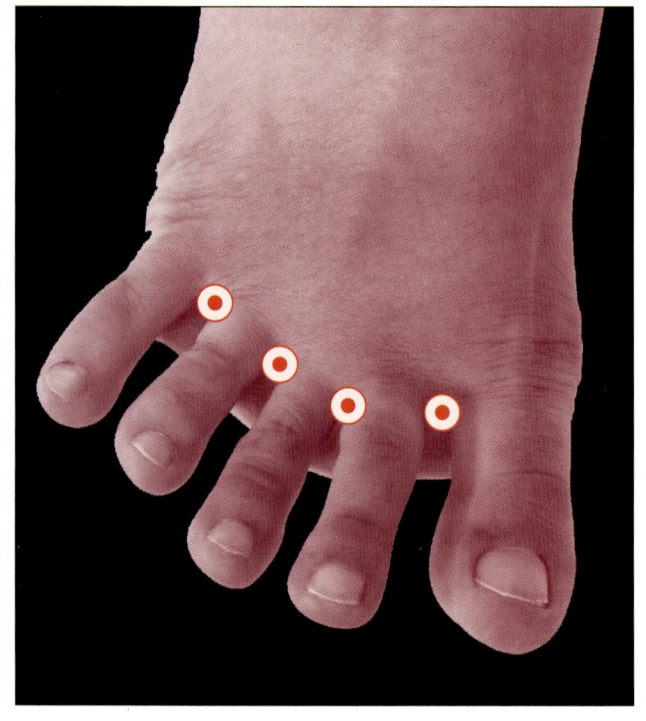

- 발가락 사이의 발등 발바닥 피부의 경계

피부 질환

두부/안면부 부스럼

혈해

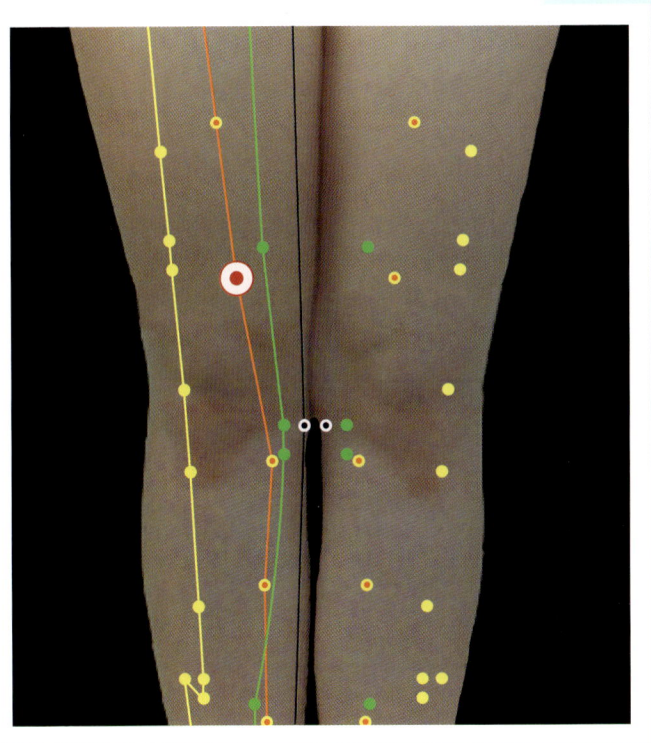

- 충문과 슬개골 위-안쪽의 사이에서 아래로 부터 1/6

피부 질환

무좀

팔풍

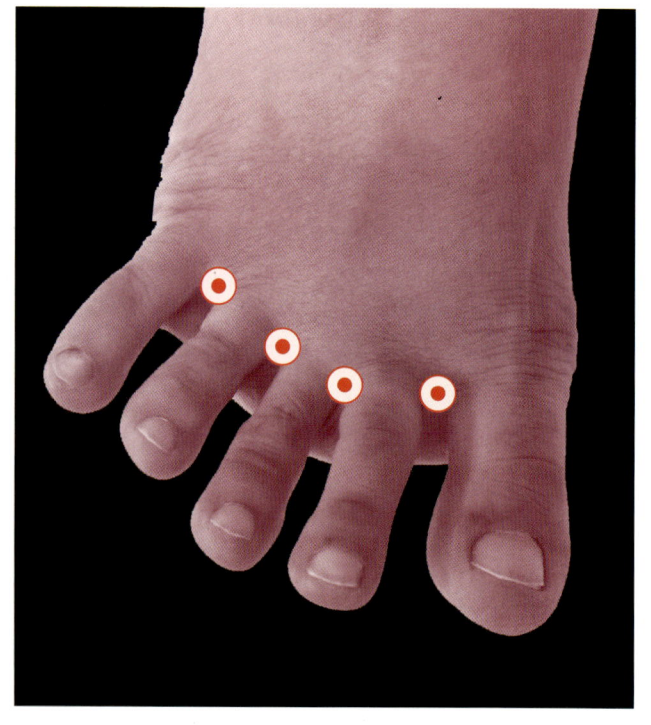

- 발가락 사이의 발등 발바닥 피부의 경계

피부 질환

부스럼 / 종기

혈해

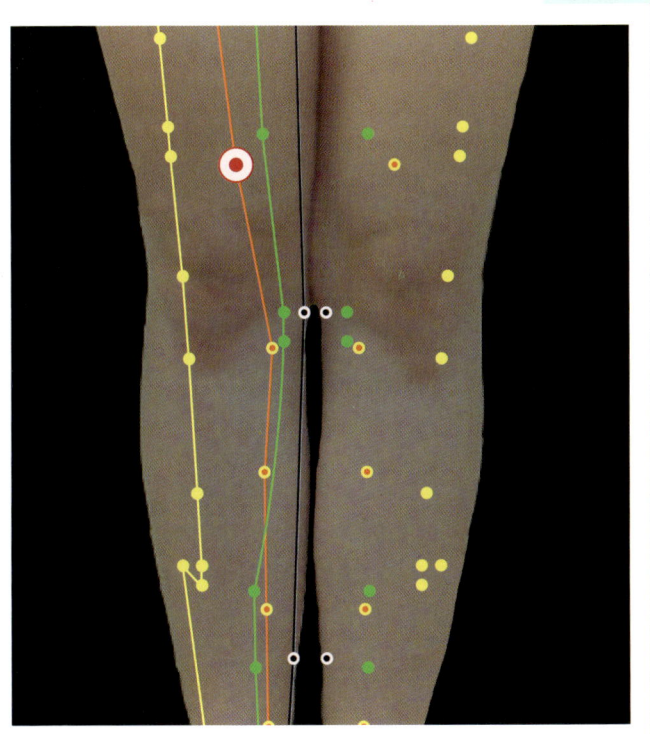

- 충문과 슬개골 위-안쪽의 사이에서 아래로 부터 1/6

사마귀

혈해

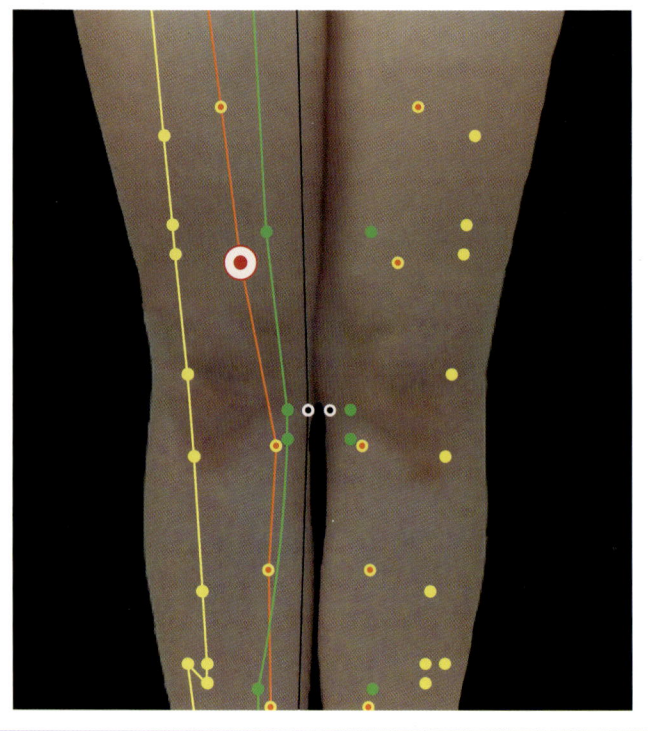

- 충문과 슬개골 위-안쪽의 사이에서 아래로 부터 1/6

피부 질환

소양증(피부 가려움증), 아토피

혈해

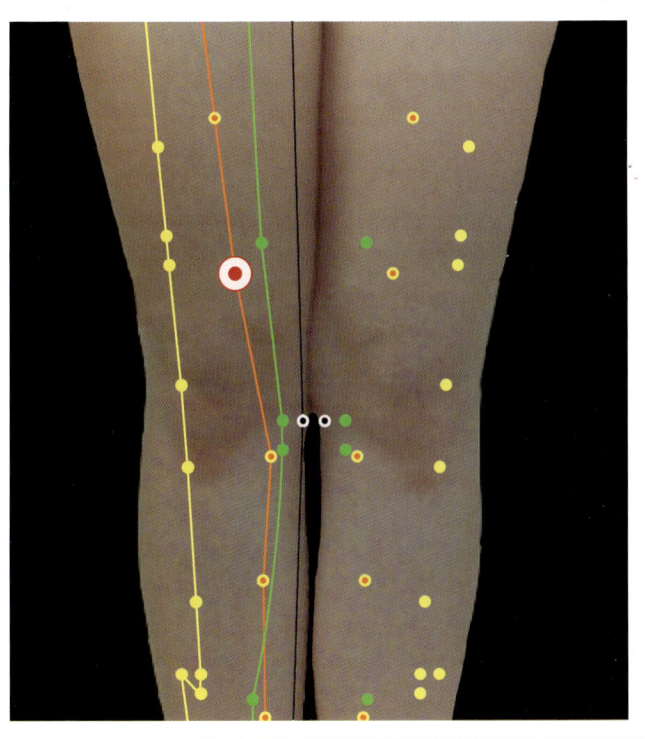

- 충문과 슬개골 위-안쪽의 사이에서 아래로 부터 1/6

피부 질환

습진

혈해

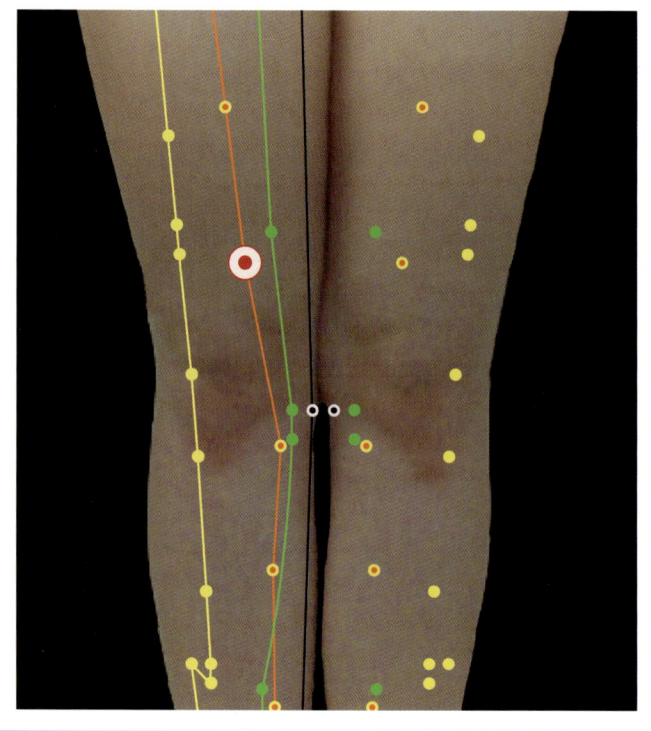

- 충문과 슬개골 위-안쪽의 사이에서 아래로 부터 1/6

피부 질환

신경성 피부염

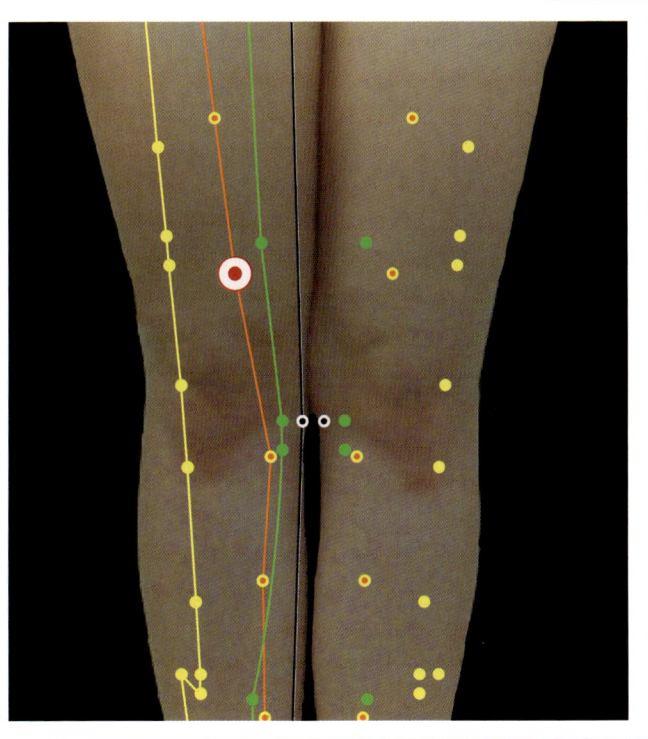

혈해

- 충문과 슬개골 위-안쪽의 사이에서 아래로 부터 1/6

아토피성 피부염 / 유전성·과민성 피부

혈해

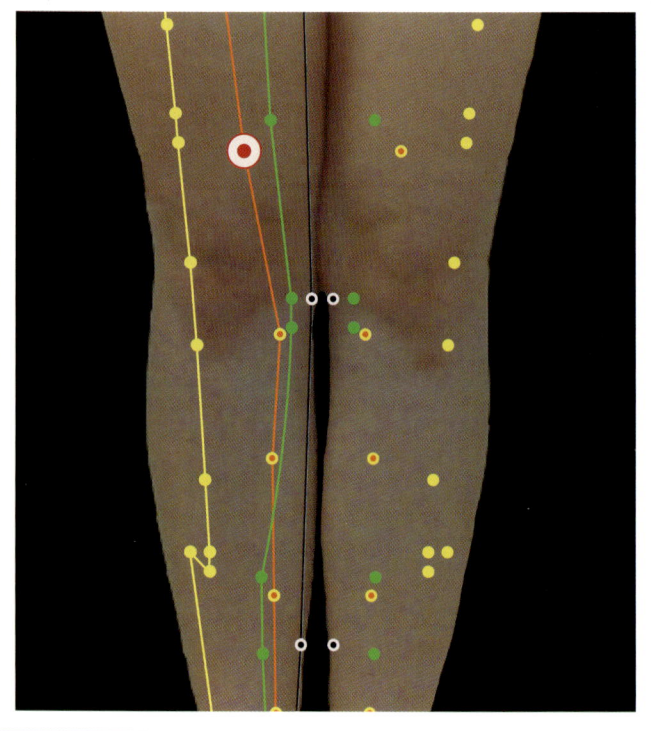

- 충문과 슬개골 위-안쪽의 사이에서 아래로 부터 1/6

어린선

음릉천

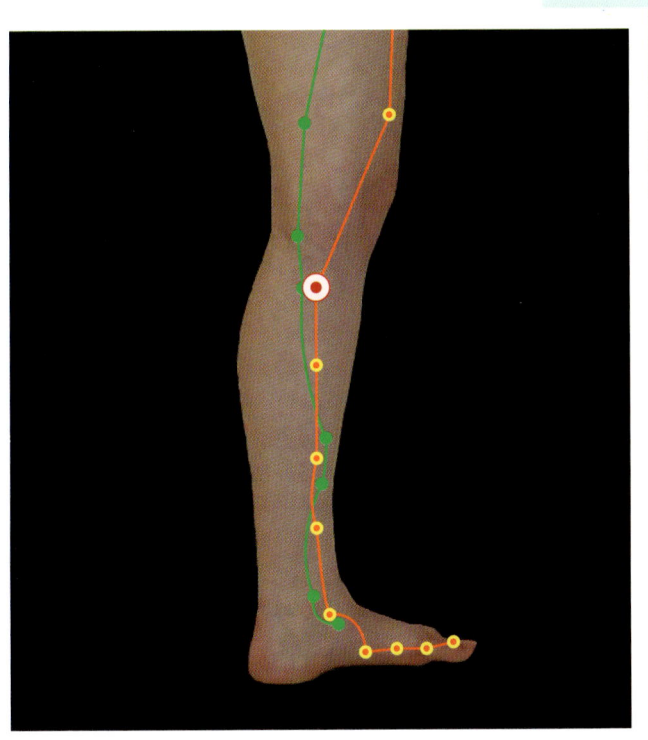

- 경골내측과의 아래쪽

피부 질환

여드름

하관

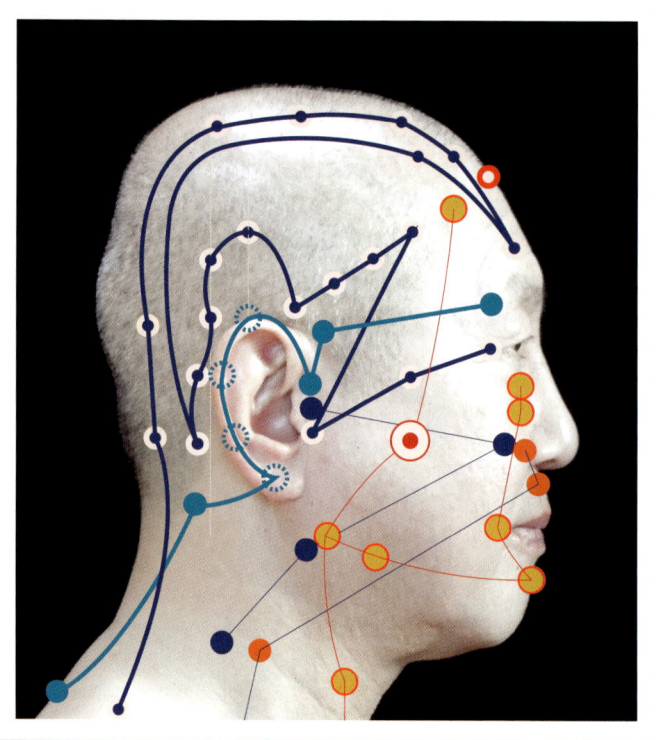

- 외안간(눈꼬리)과 하악골하악지 뒷쪽 상단과의 중앙 바로 밑에서 협골궁 아래쪽

원형탈모증

폐수

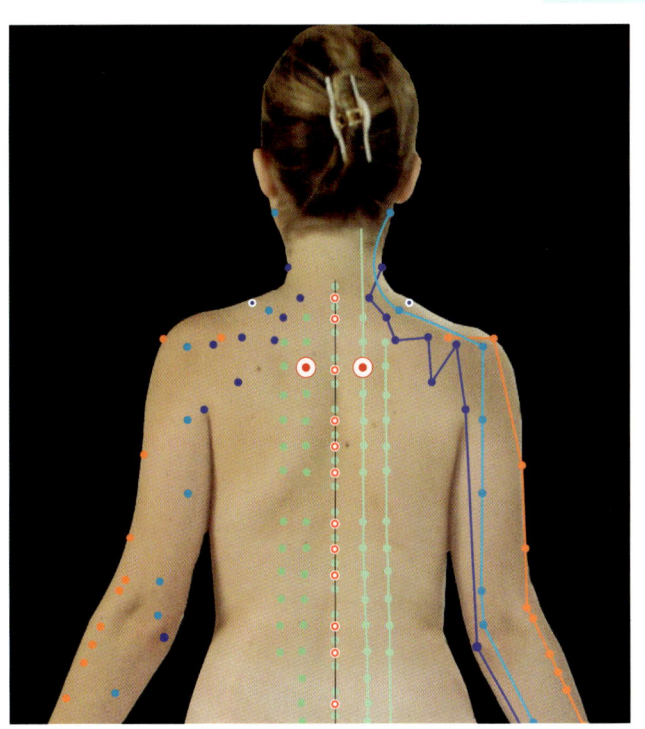

- 배내선상에서 제5, 6흉추극돌기 사이의 높이

피부 질환

입술 물집

내관

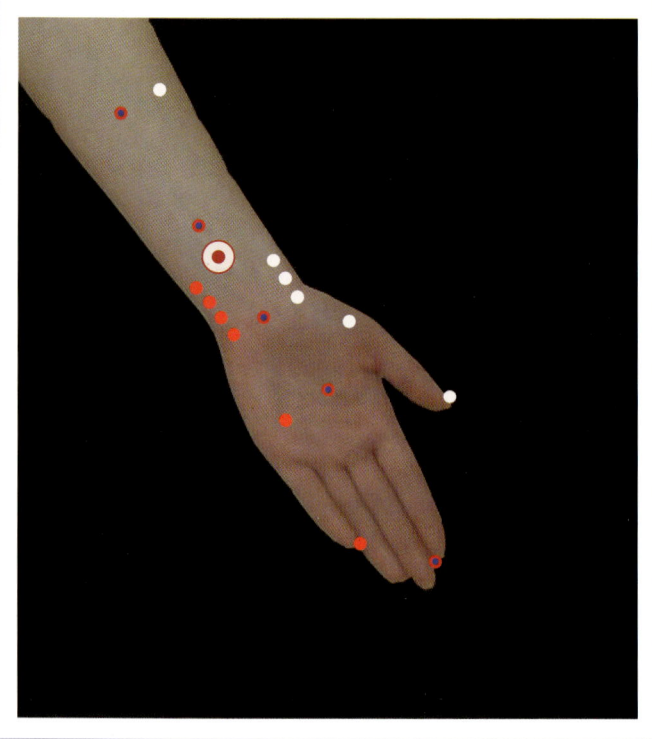

- 곡택과 대릉의 사이에서 대릉으로부터 1/6(상방 2촌)

피부 질환

탈모예방(대머리)

족삼리

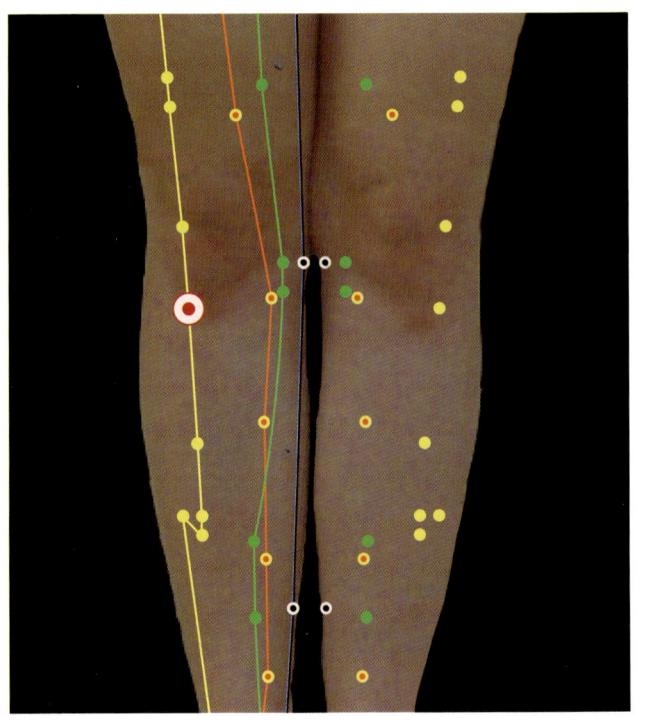

- 경골조면의 아랫쪽 높이에서 경골 앞쪽으로부터 바깥쪽 2cm

피부염

폐수

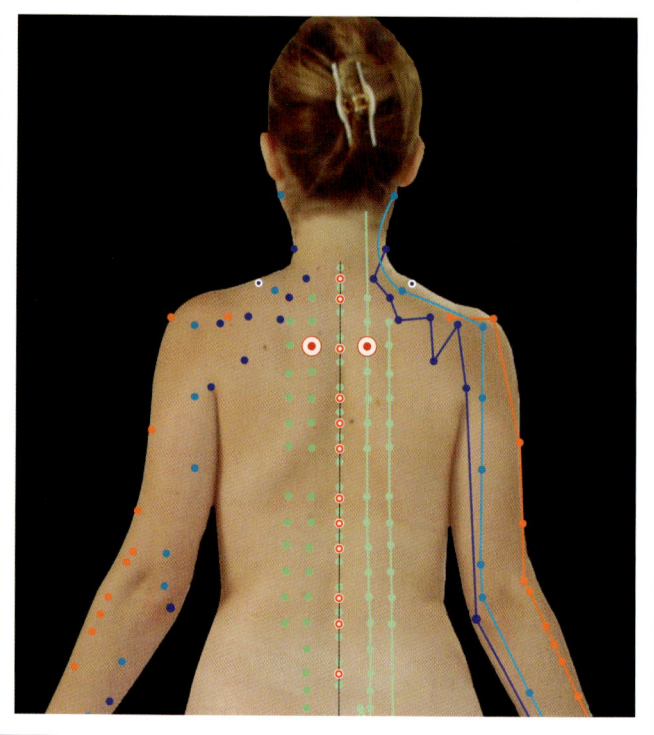

- 배내선상에서 제5, 6흉추극돌기 사이의 높이

심장/혈관 질환

고혈압

곡지

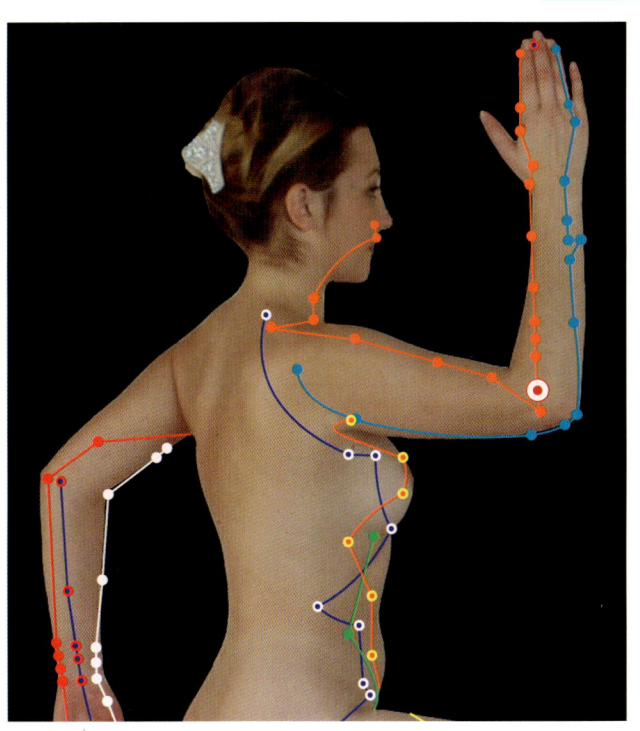

- 요골두 바깥 위쪽으로 부터 팔꿈치 안주름에 따라 내방 1cm
  (팔꿈치를 굽힐 때 나타나는 주름 끝)

심장/혈관 질환

관상(심장) 동맥경화증

단중

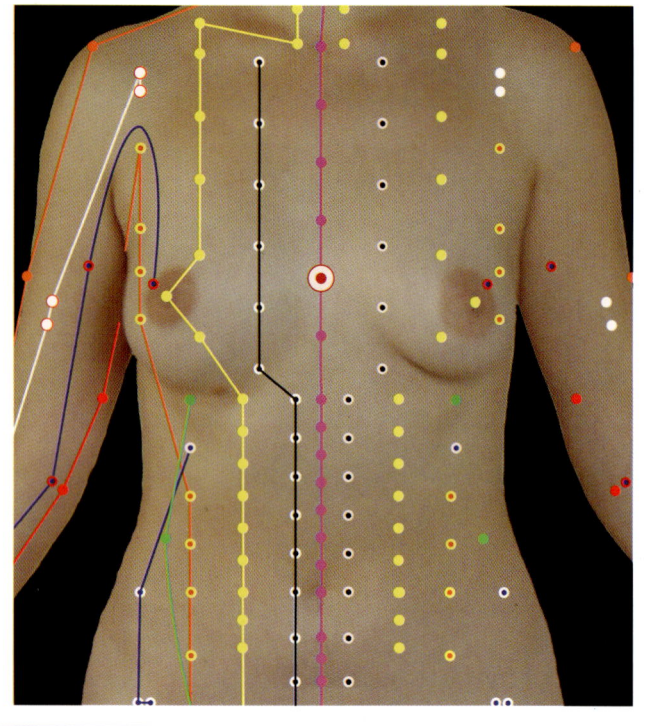

- 정중선상에서 흉골경절흔 윗쪽과 중정의 사이에 중정으로부터 1/5

심장/혈관 질환

동맥경화

중완

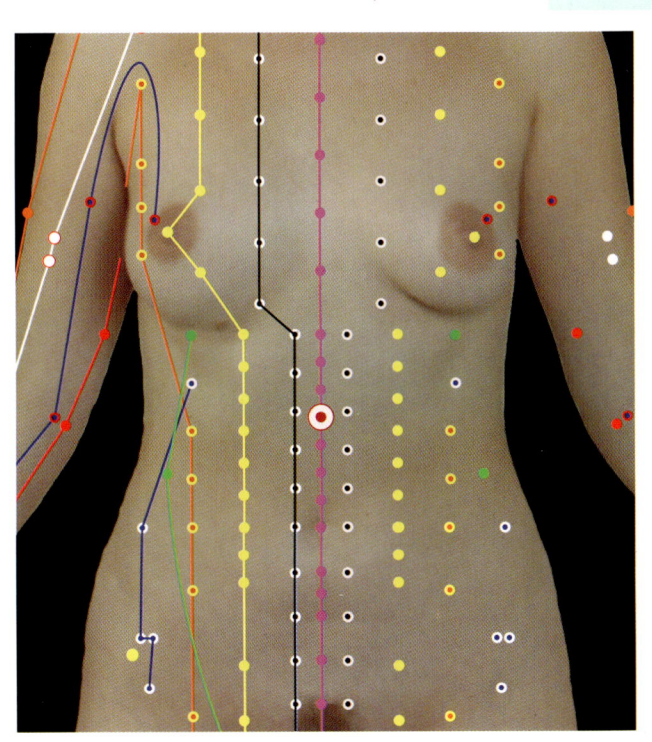

- 정중선상에서 흉골체하연(명치)과 배꼽의 중앙

류마티스 심장병

거궐

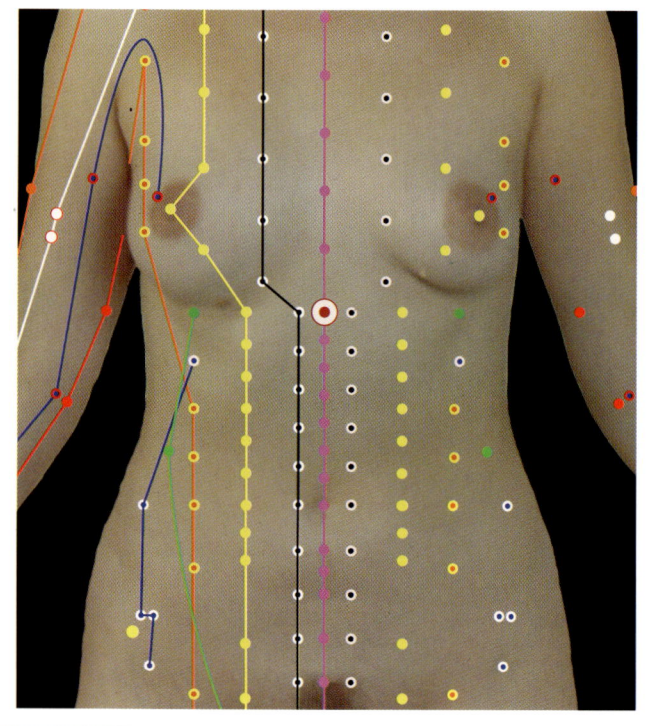

- 정중선상에서 흉골체하연과 신궐의 사이에 흉골체하연으로부터 1/4

심장/혈관 질환

손발 냉증 / 피 순환 개선

삼음교

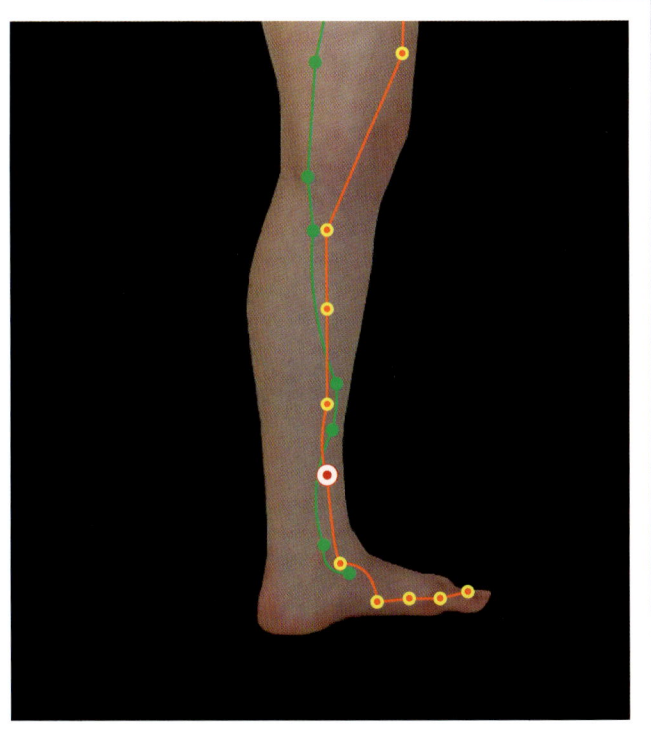

- 음릉천과 안쪽 복사뼈의 사이에서 안쪽 복사뼈의 중심으로부터 1/4의 하방 1cm에서, 경골 뒷쪽의 후방 1cm

심계항진

내관

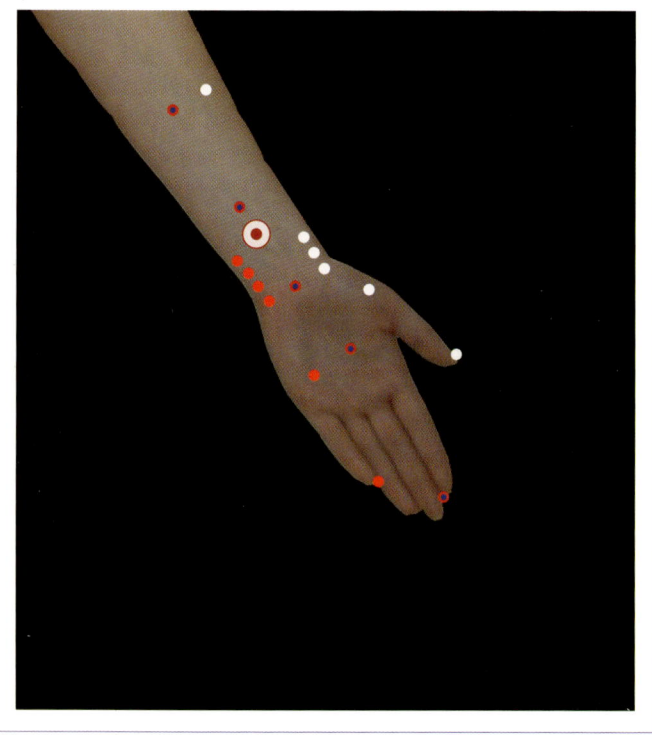

- 곡택과 대릉의 사이에서 대릉으로부터 1/6(상방 2촌)

심근경색

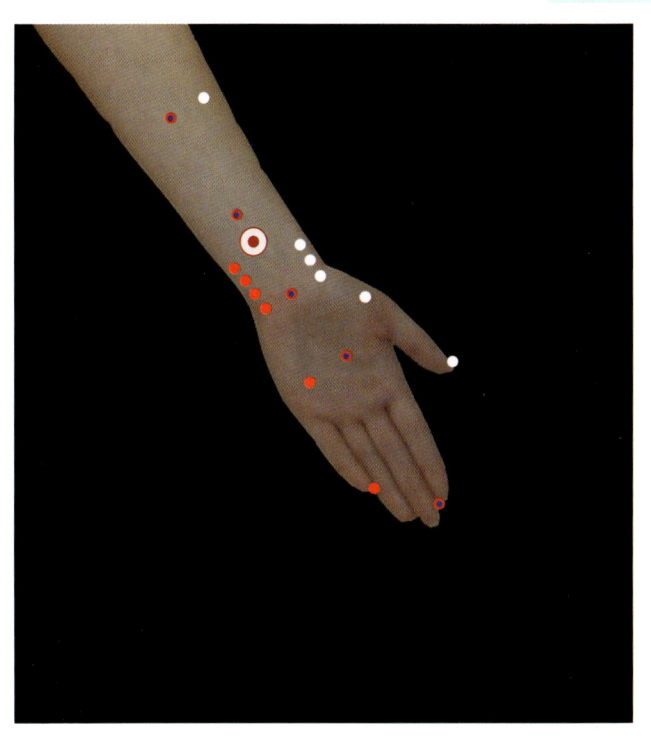

내관

- 곡택과 대릉의 사이에서 대릉으로부터 1/6(상방 2촌)

심장 박동이 고르지 않음

단중

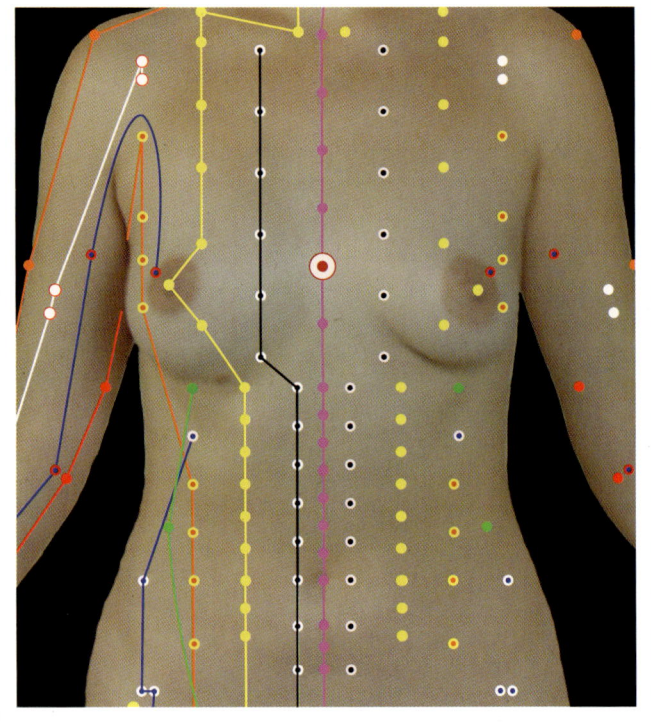

- 정중선상에서 흉골경절흔 윗쪽과 중정의 사이에 중저으로부터 1/5

심장/혈관 질환

저혈압

백회

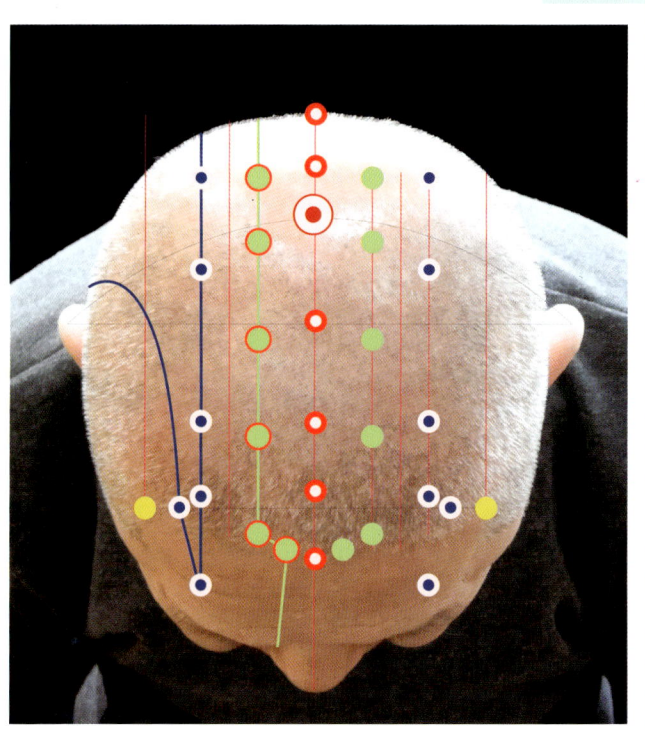

- 정중선상에서 신정과 뇌호의 중앙

정맥류

위중

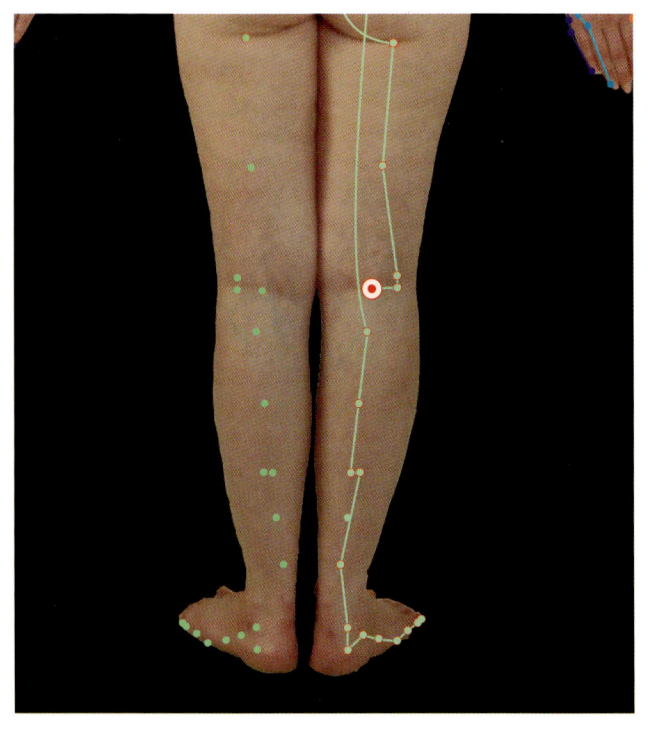

- 무릎 뒤 주름의 중앙

심장/혈관 질환

치질(출혈)

백회

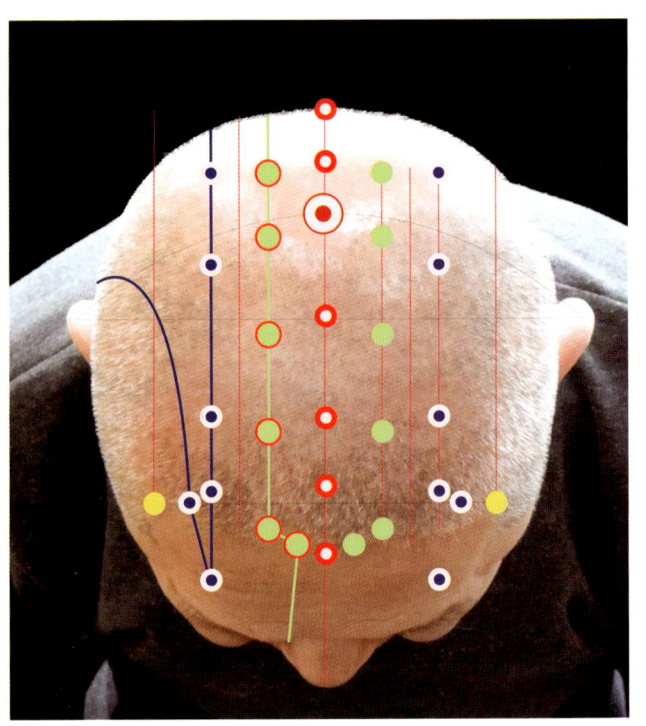

- 정중선상에서 신정과 뇌호의 중앙

협심증

단중

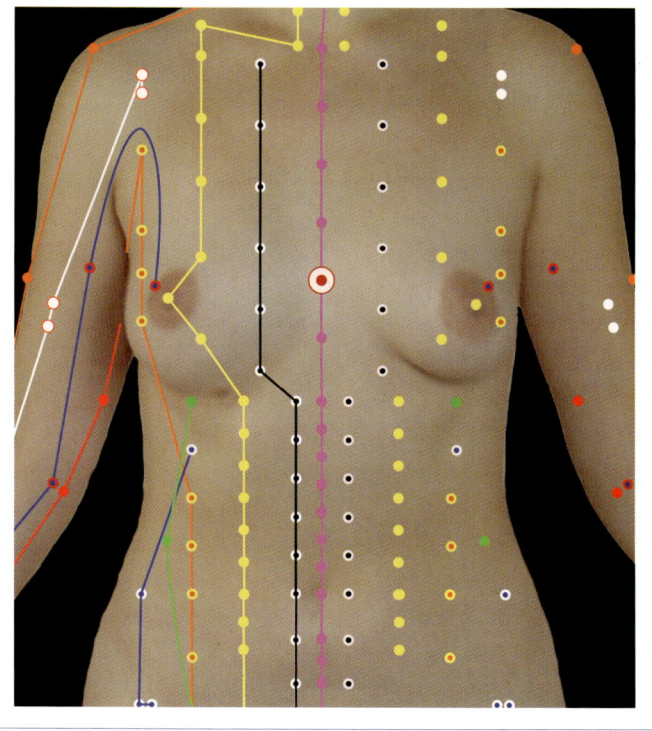

- 정중선상에서 흉골경절흔 윗쪽과 중정의 사이에 중정으로부터 1/5

간장/담 질환

간경화 / 간암 / 감염

간수

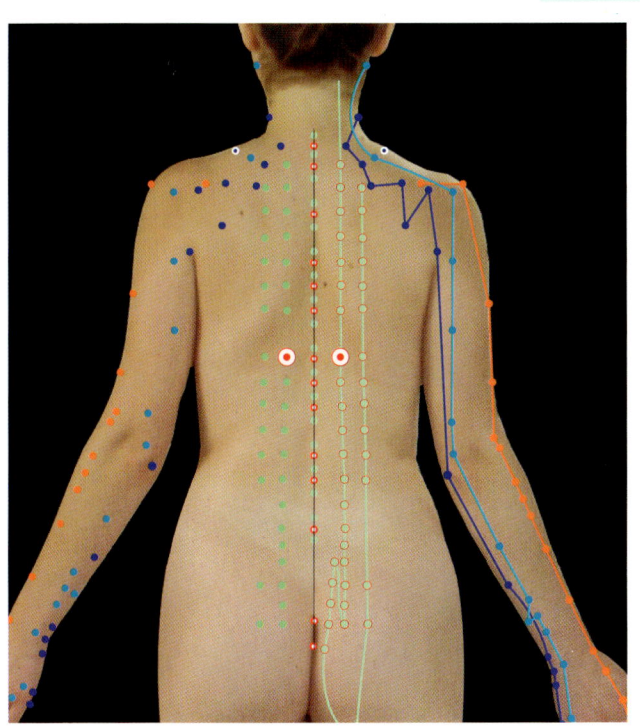

- 배내선상에서 제9, 10흉추극돌기의 사이

간질환

간장/담 질환

격수

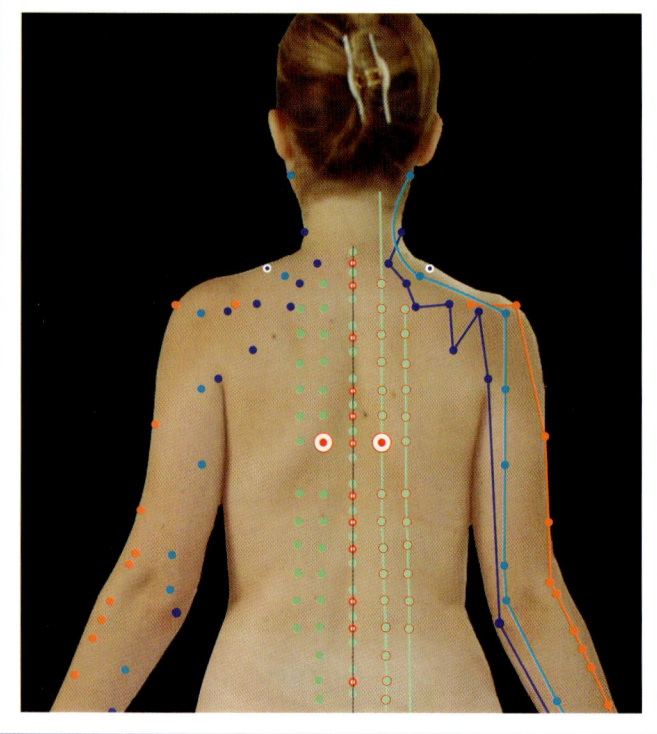

- 제7, 8흉추극돌기 사이의 높이에서 양 옆 1.5촌

간장/담 질환

황달

중완

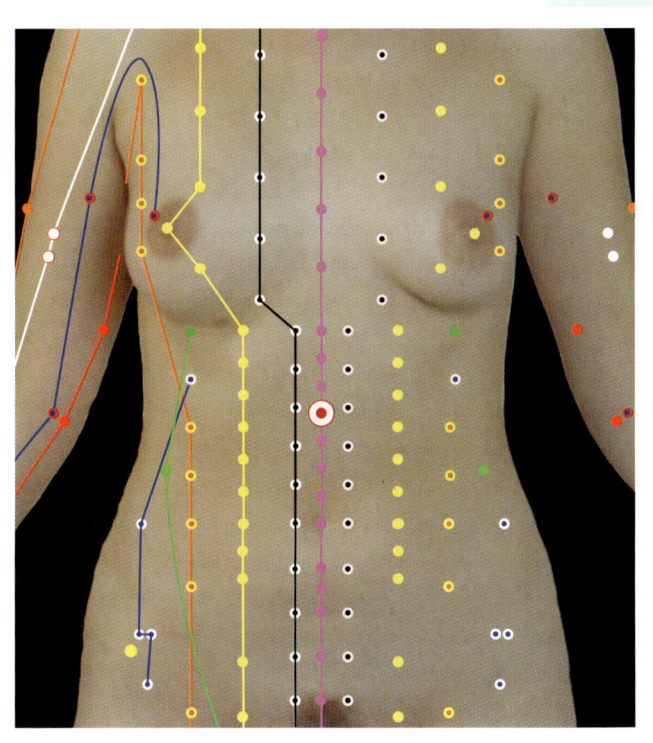

- 정중선상에서 흉골체하연(명치)과 배꼽의 중앙

신우염

방광수

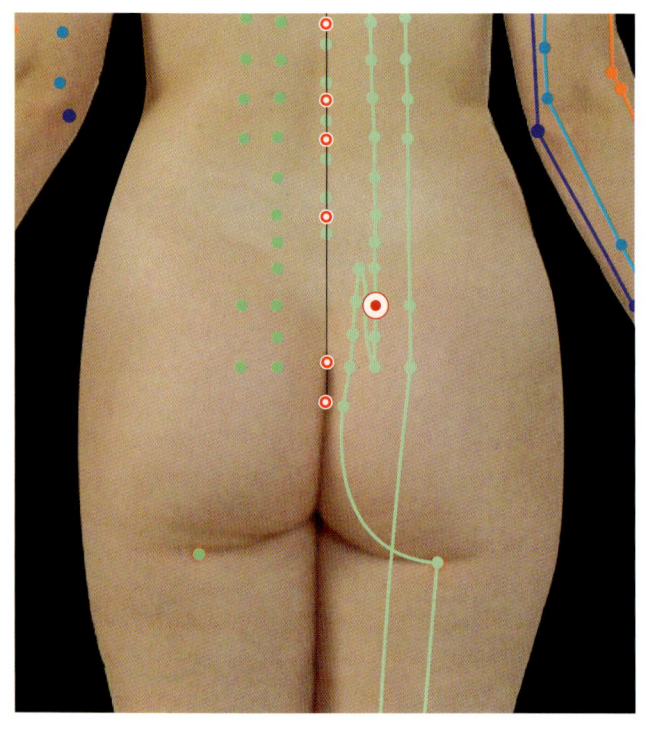

- 배내선상에서 관원유와 백환유의 중앙

신장염 – 만성

방광수

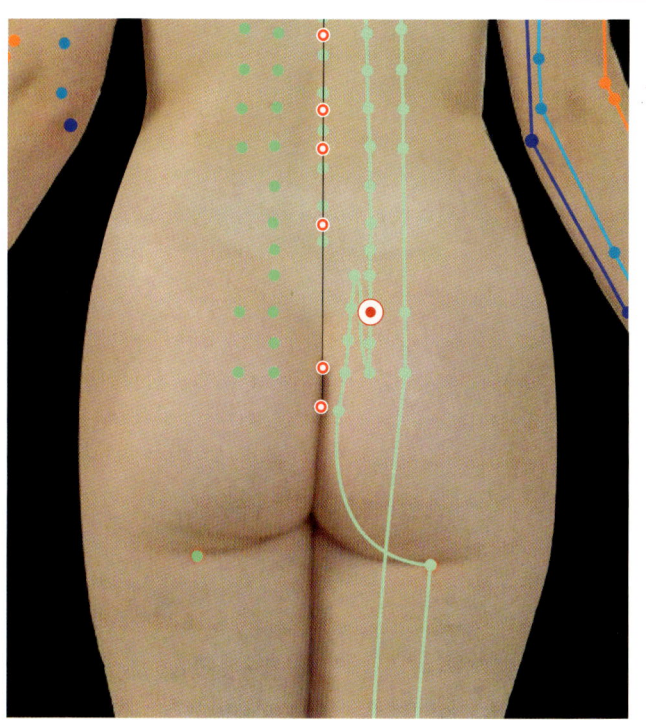

- 배내선상에서 관원유와 백환유의 중앙

비장 질환

당뇨병

관원

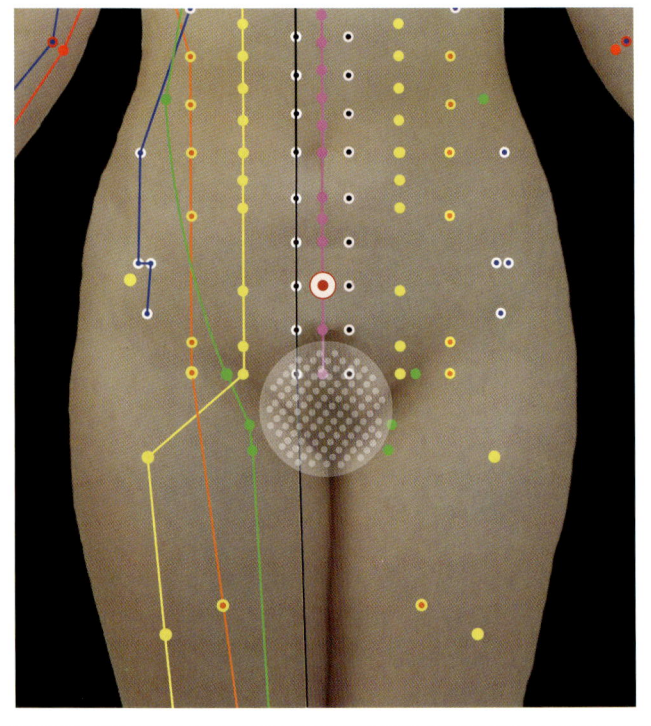

- 정중선상에서, 신궐(배꼽의 중심)과 곡골의 사이에 곡골로부터 2/5

갑상선기능 - 감퇴증

풍지

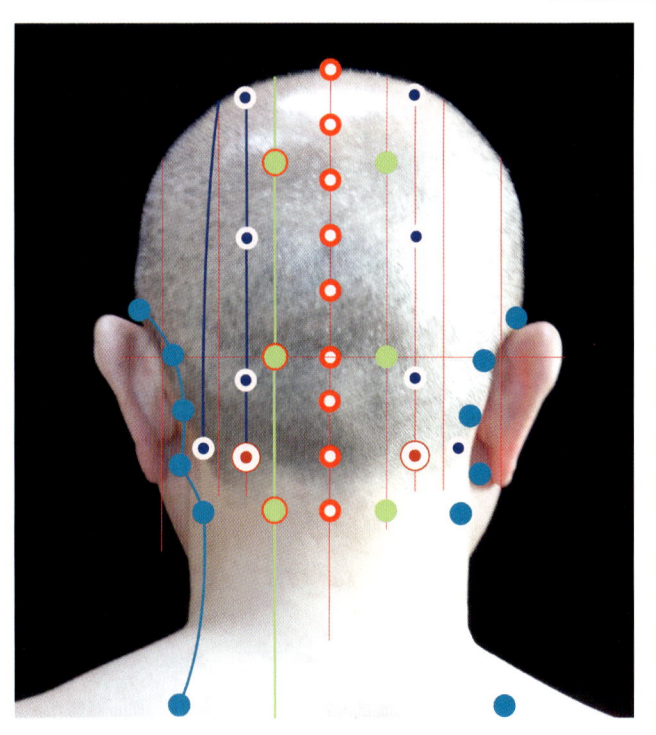

- 풍부와 완골의 사이에서 완골로부터 1/3

갑상선종

풍지

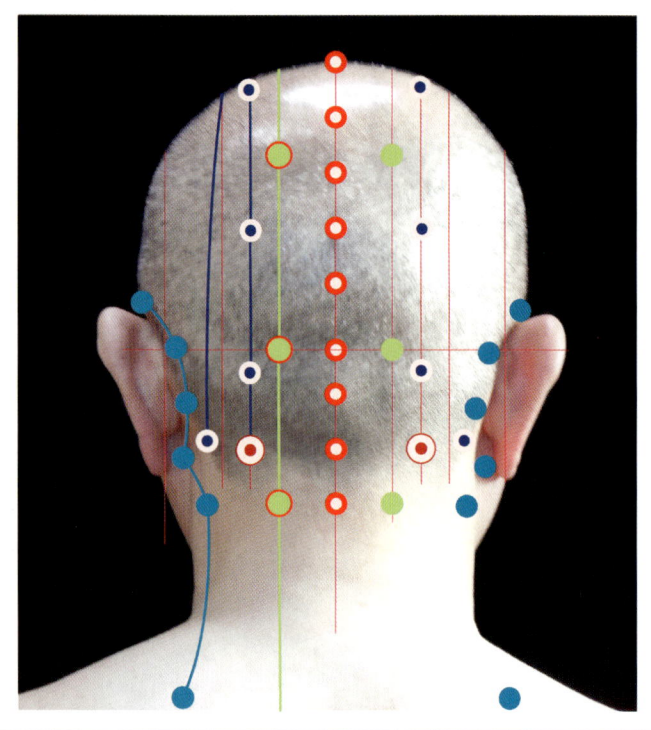

- 풍부와 완골의 사이에서 완골로부터 1/3

소장·대장/갑상선 질환

과민성 대장증상

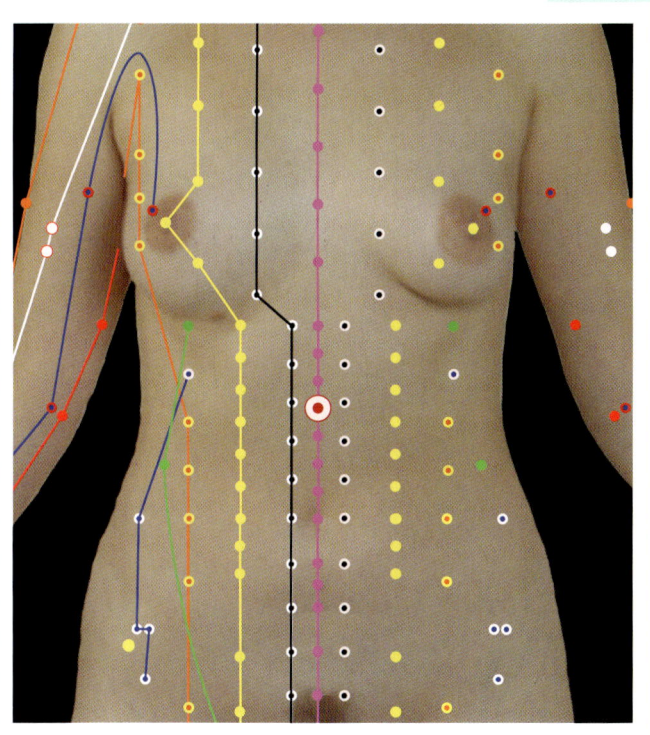

중완

- 정중선상에서 흉골체하연(명치)과 배꼽의 중앙

변비

천추

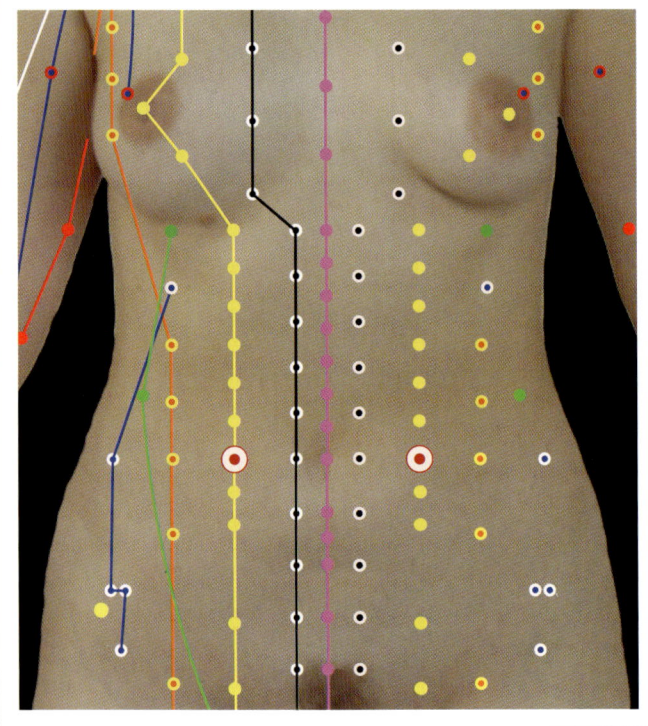

- 복간선상에서 신궐의 높이

설사

태충

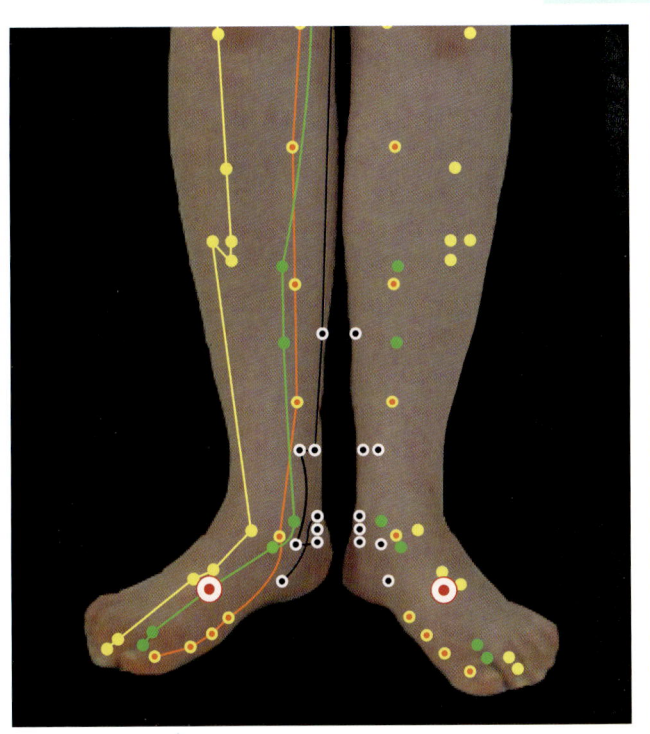

- 발등의 제1, 2중족골저 앞쪽의 아래

장염 – 급성

기해

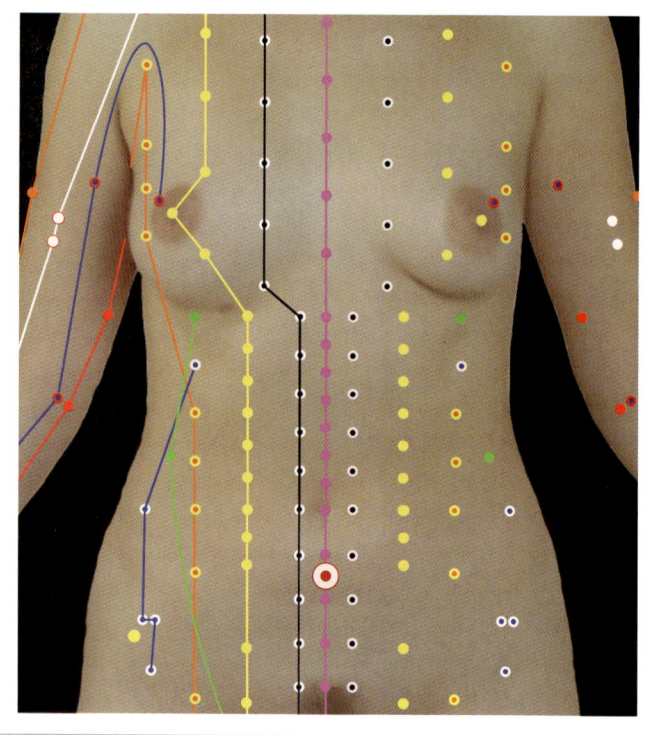

- 정중선상에서, 음교와 석문의 중앙

방광/비뇨기 질환

방광염

삼음교

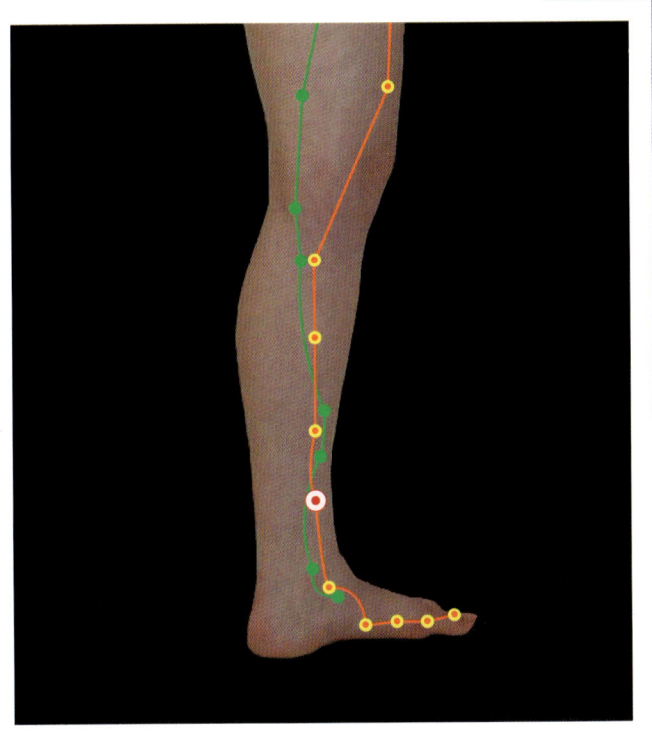

- 음릉천과 안쪽 복사뼈의 사이에서 안쪽 복사뼈의 중심으로부터 1/4의 하방 1cm에서, 경골 뒷쪽의 후방 1cm

방광/비뇨기 질환

양위(발기부전)

곡골

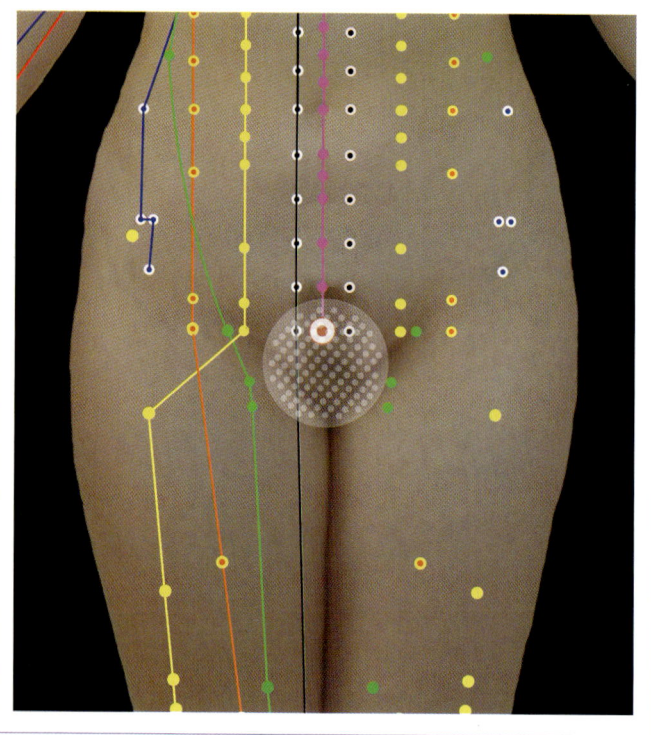

- 정중선상에서 치골결합상연에 위치

요로감염

중극

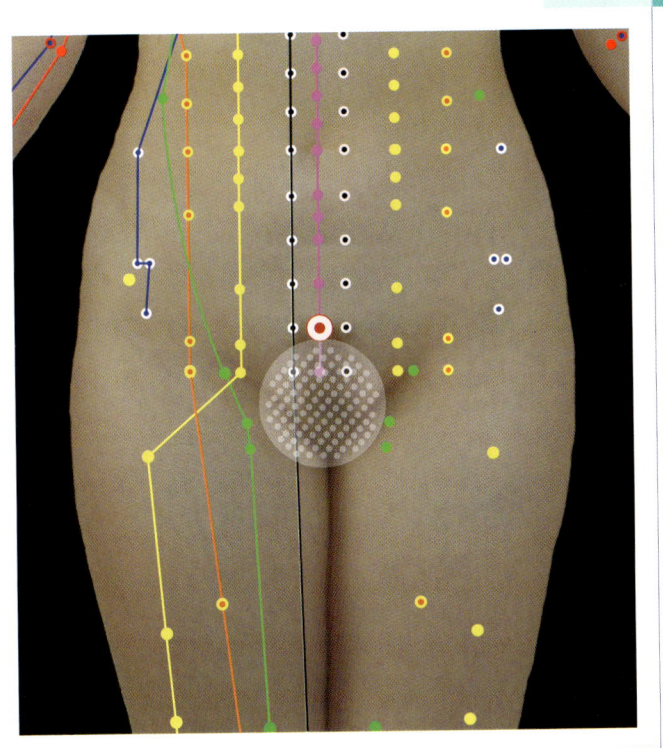

- 정중선상에서 배꼽과 곡골의 사이에 곡골로부터 1/5

요실금

관원

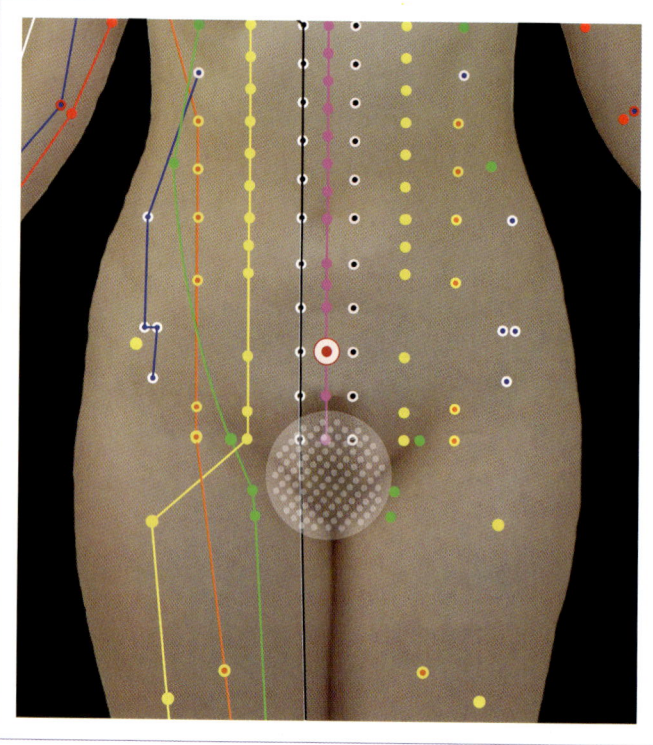

- 정중선상에서, 신궐(배꼽의 중심)과 곡골의 사이에 곡골로부터 2/5

전립선염(전립선 비대증)

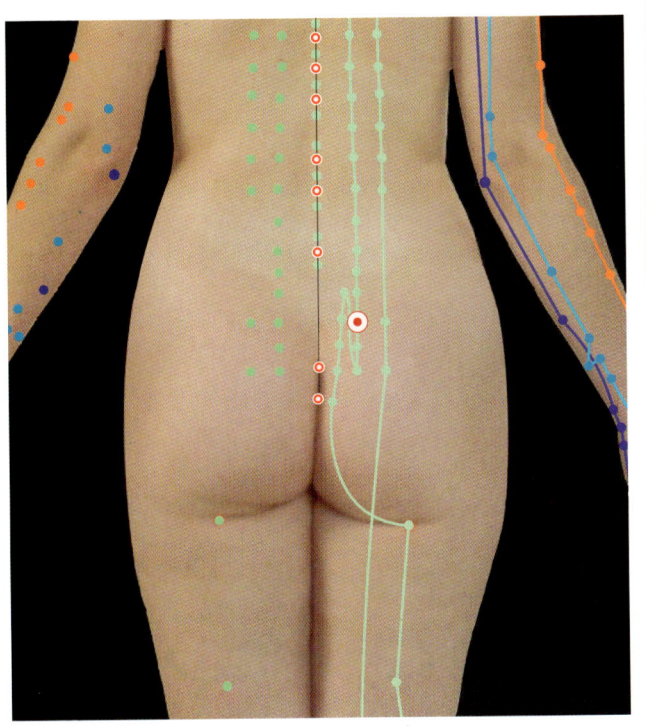

방광수

- 배내선상에서 관원유와 백환유의 중앙

정력감퇴 / 생식기능감퇴증

명문

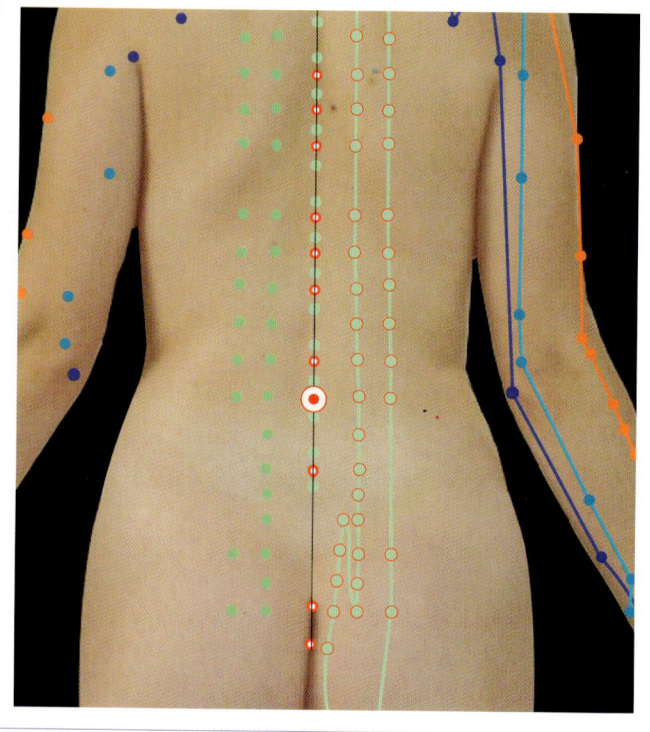

- 정중선상에서 제2, 3요추극돌기 사이

정력증강

관원

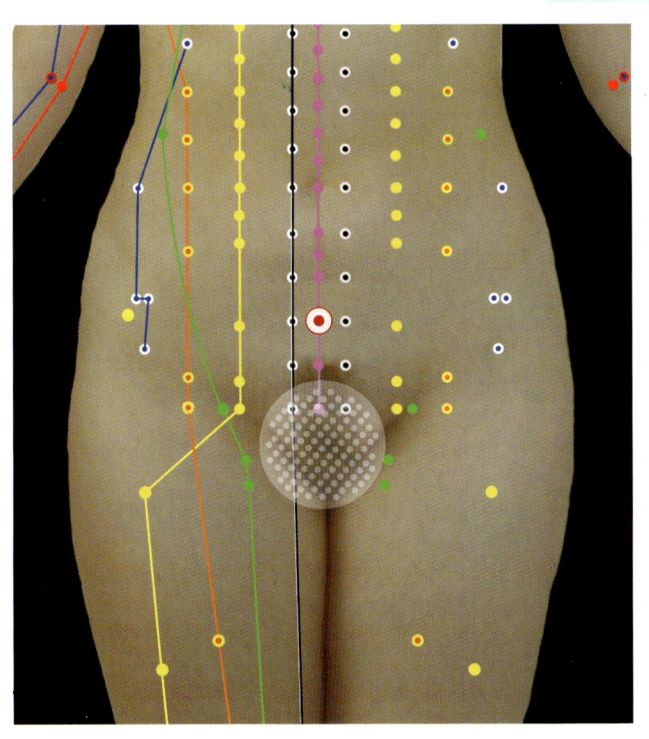

- 정중선상에서, 신궐(배꼽의 중심)과 곡골의 사이에 곡골로부터 2/5

조루 / 조설

회음

- 회음건 중심의 뒤쪽

방광/비뇨기 질환

항문소양증

혈해

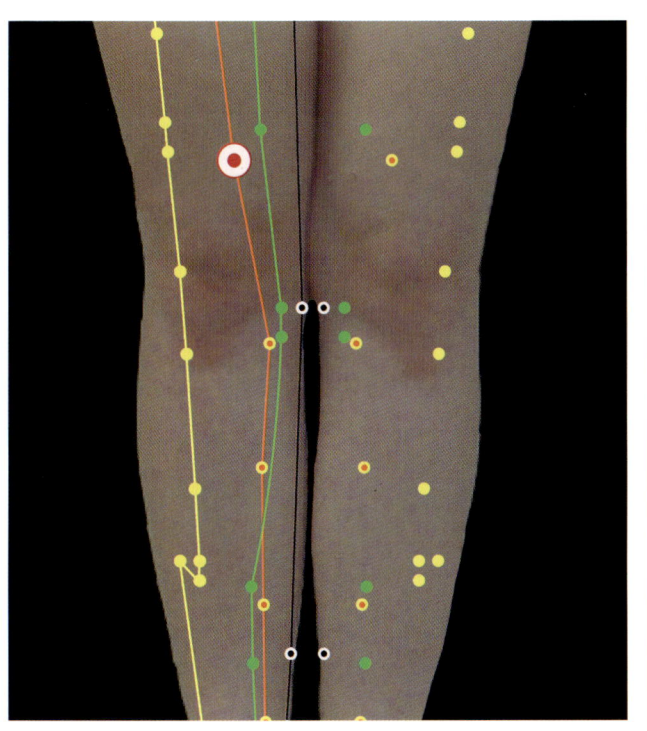

- 충문과 슬개골 위-안쪽의 사이에서 아래로 부터 1/6

건초열(꽃가루 알러지), 재채기

양백

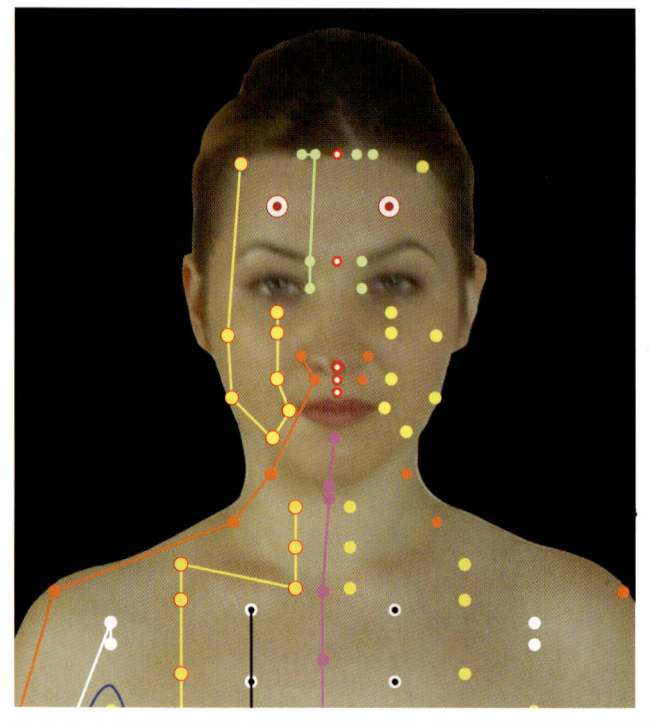

- 동공의 바로 위에서, 눈썹의 상방 2cm

이·비·인후 질환

목쉼

천돌

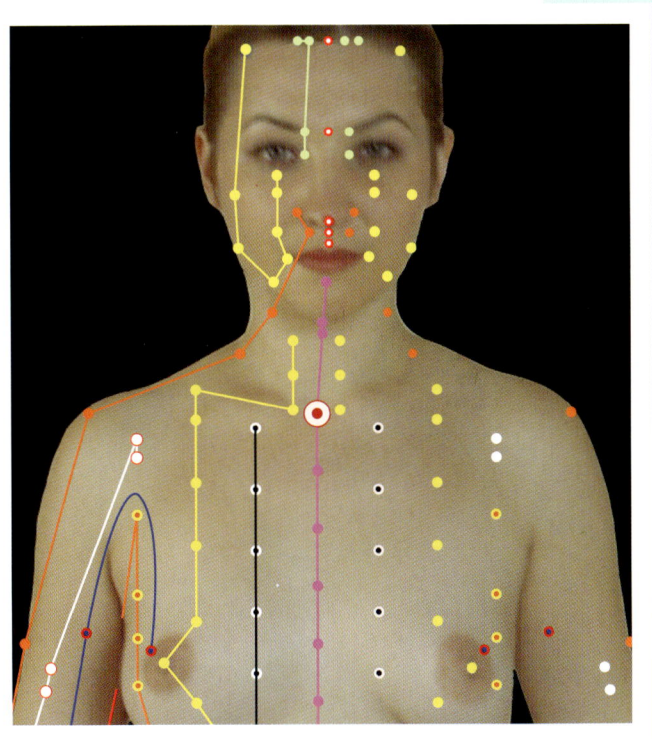

- 정중선상에서 경와의 중앙

부비강염 / 축농증

인당

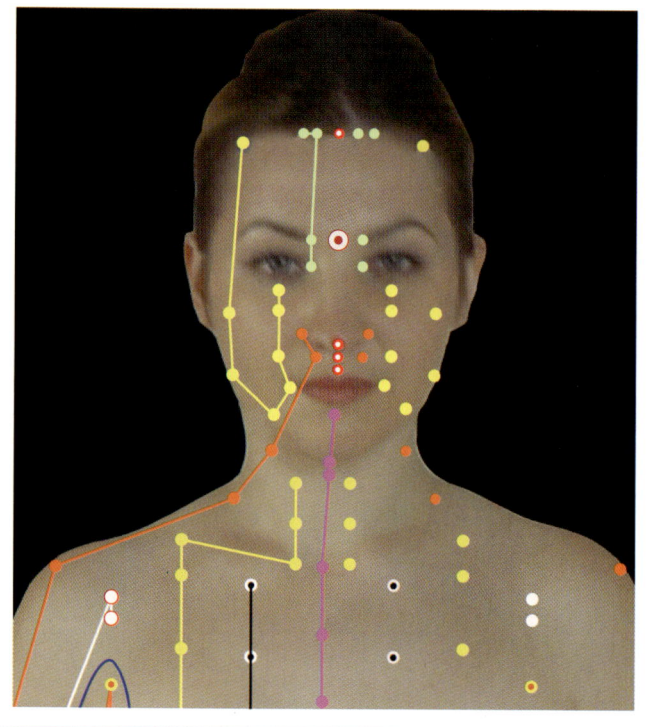

- 양 눈썹 안쪽 끝의 중앙

비염 / 비연

이·비·인후 질환

인당

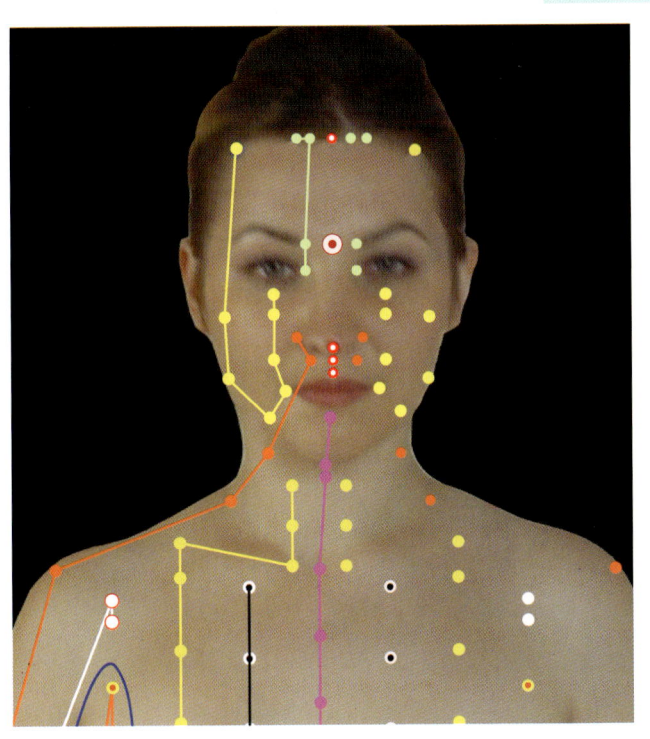

- 양 눈썹 안쪽 끝의 중앙

이·비·인후 질환

이명(귀에서 소리가 남)

청궁

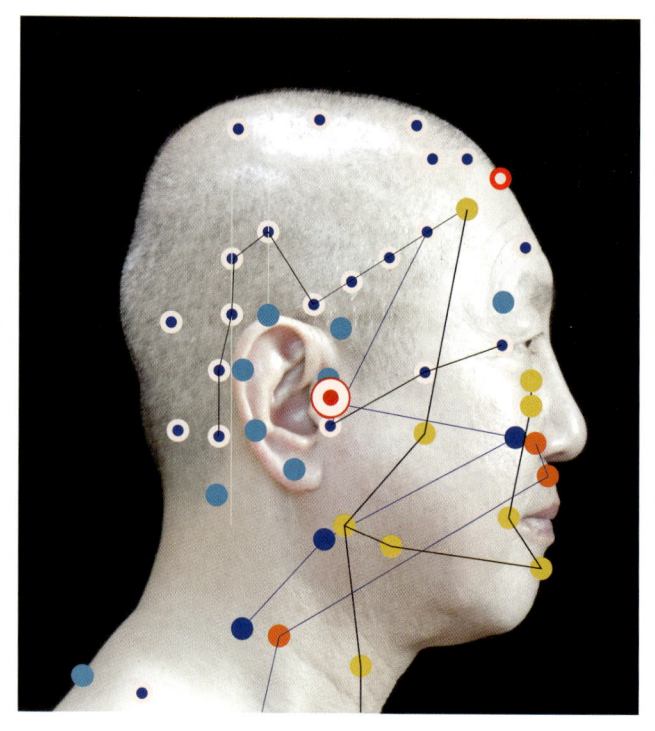

- 귀 중앙 이주의 바로 앞

인후염

대추

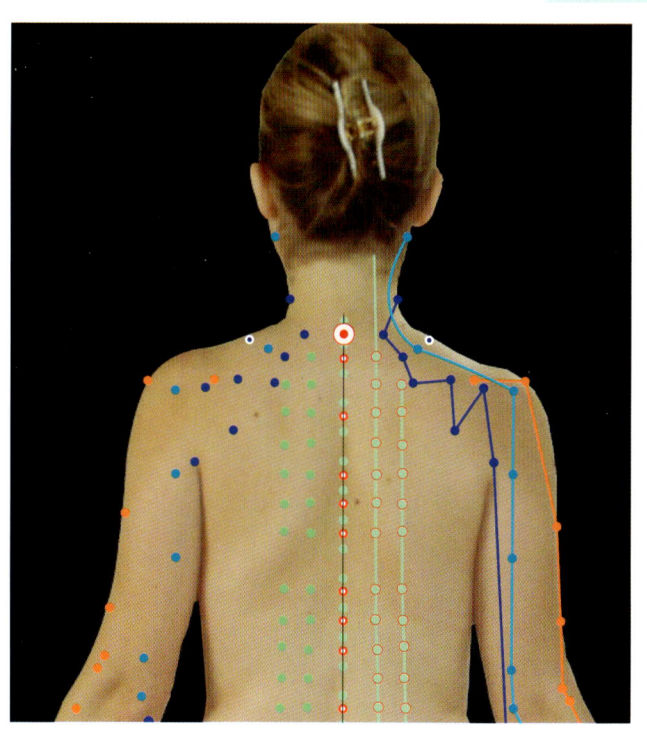

- 제7경추극돌기와 제1흉추극돌기의 사이

중이염 - 급성농루

예풍

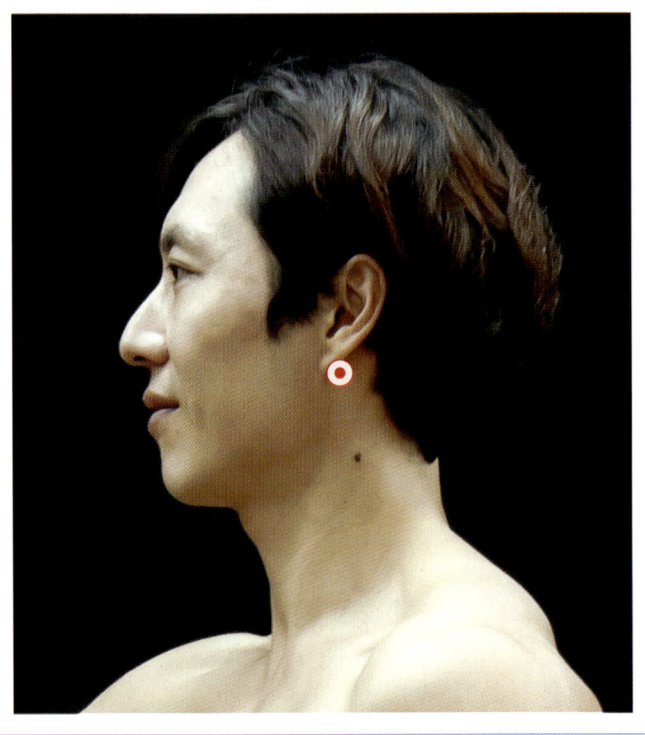

- 측두골유양돌기 앞끝과 하악지의 중앙

코골음 / 무호흡

이·비·인후 질환

인당

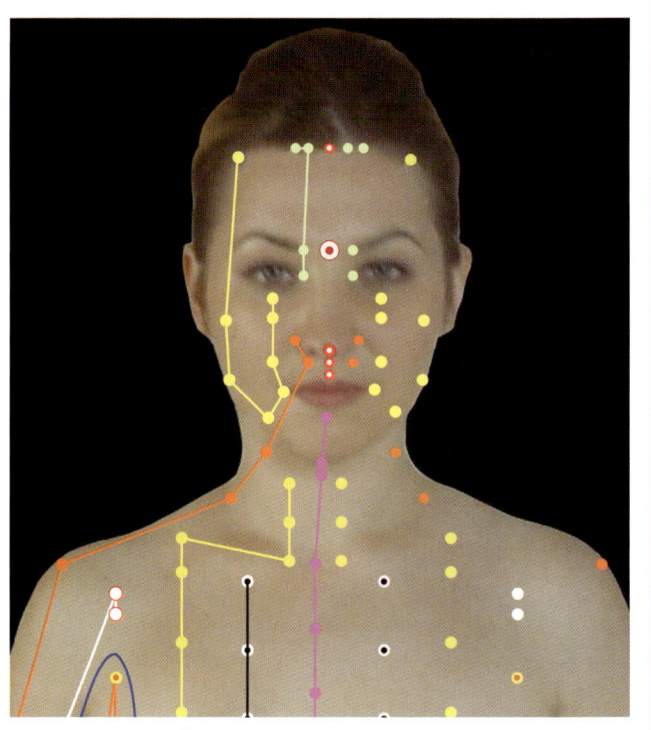

- 양 눈썹 안쪽 끝의 중앙

이·비·인후 질환

편도선염 – 급성

어제

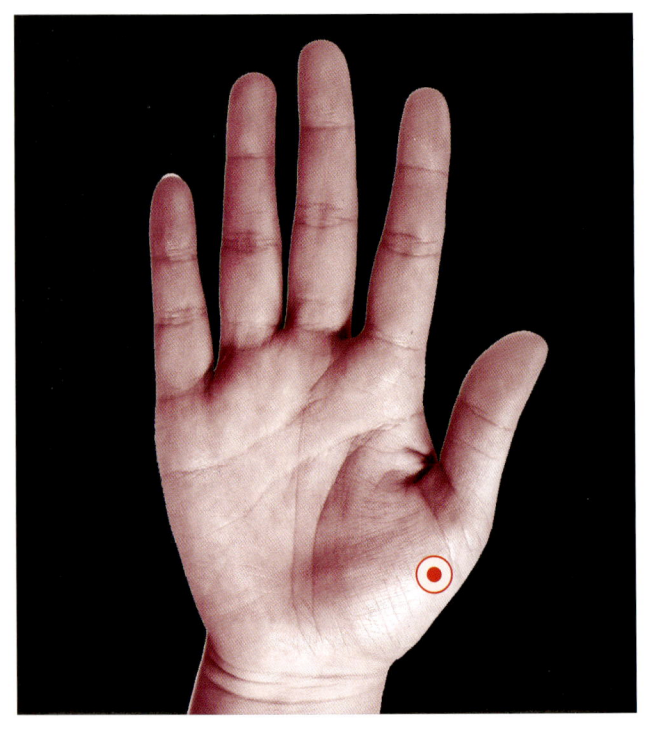

- 제1중수골의 중앙에서 손바닥 엄지측

이·비·인후 질환

후두염

풍지

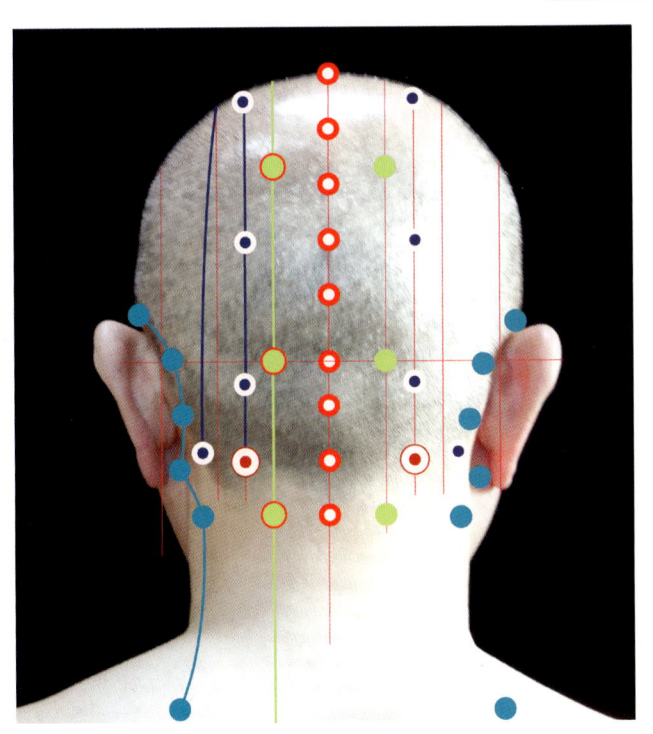

- 풍부와 완골의 사이에서 완골로부터 1/3

각막염

어요

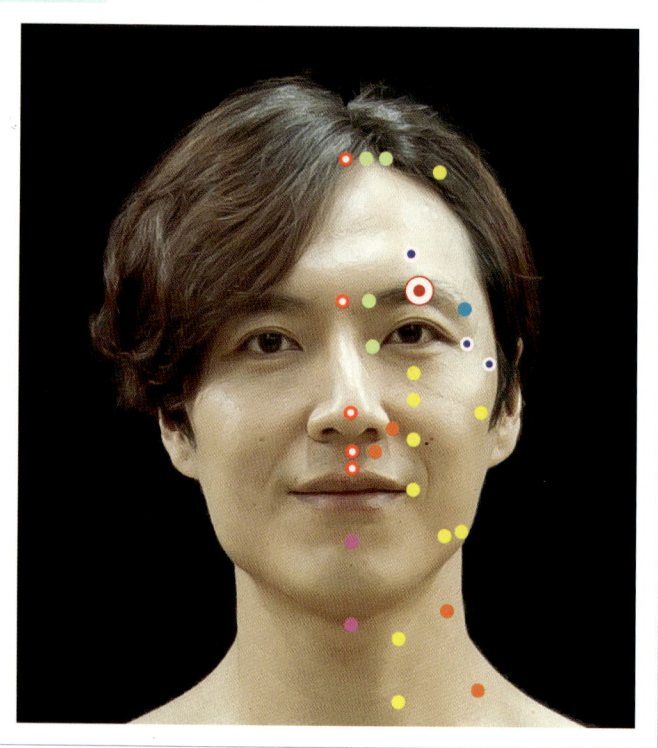

- 풍부와 완골의 사이에서 완골로부터 1/3

안 질환

난시

찬죽

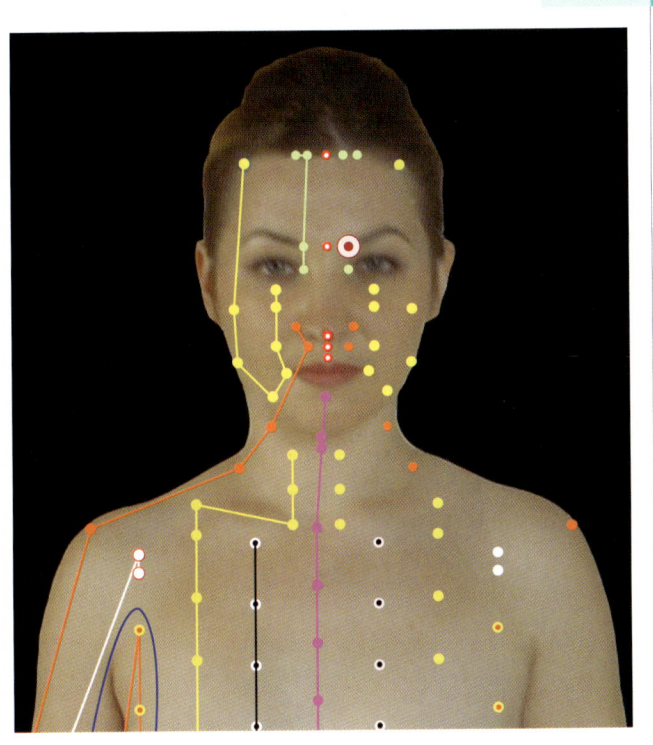

- 눈썹 안쪽 끝. 눈썹 안쪽으로 0.1촌 들어간 함몰부

눈 피로

동자료

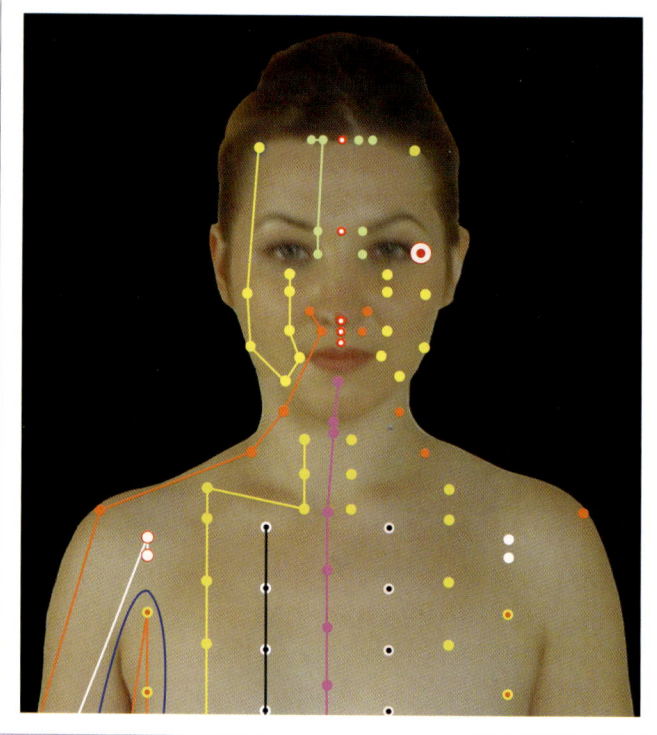

- 눈 바깥쪽의 외측 1cm

안 질환

망막염

광명

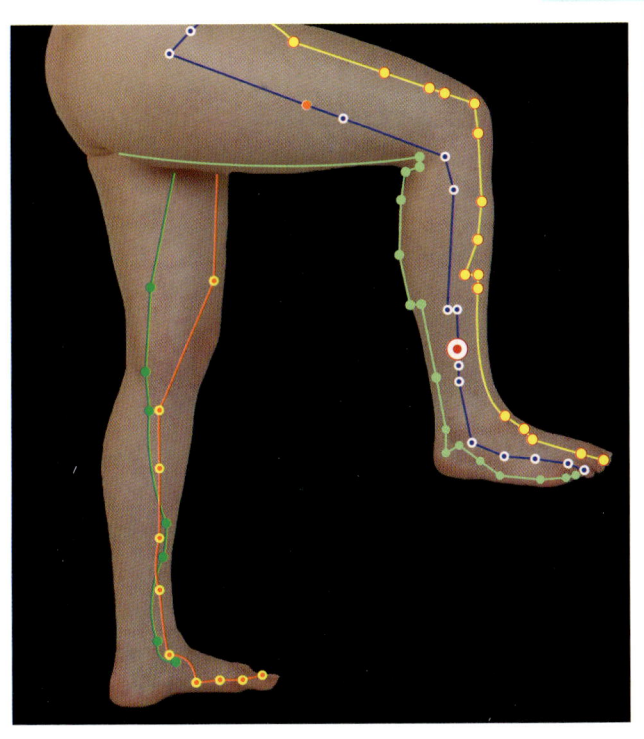

- 비골두 윗쪽과 바깥 복사뼈 정점(외과정점)의 사이에서, 바깥 복사뼈 정점으로부터 1/3(상방 5촌)

안 질환

미릉골통(눈썹 주위 뼈 통증)

찬죽

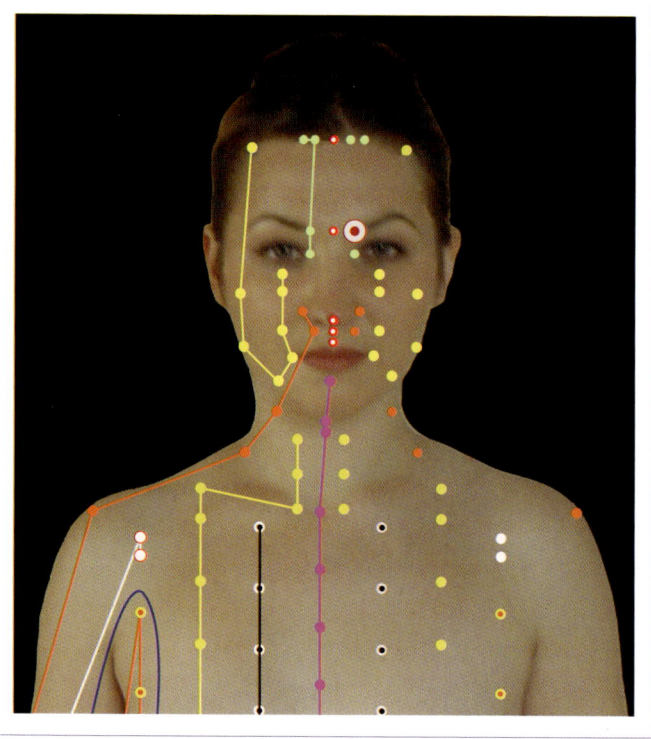

- 눈썹 안쪽 끝. 눈썹 안쪽으로 0.1촌 들어간 함몰부

색약증

찬죽

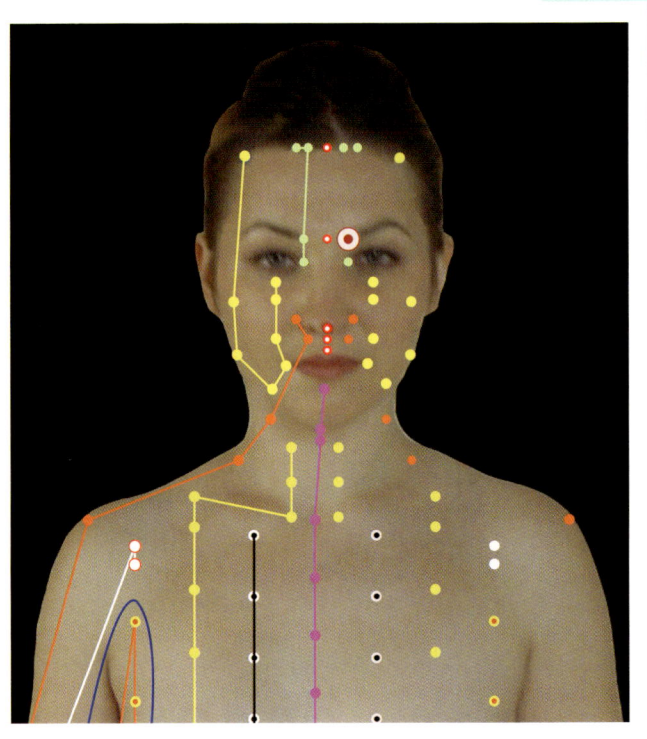

- 눈썹 안쪽 끝. 눈썹 안쪽으로 0.1촌 들어간 함몰부

안 질환

간수

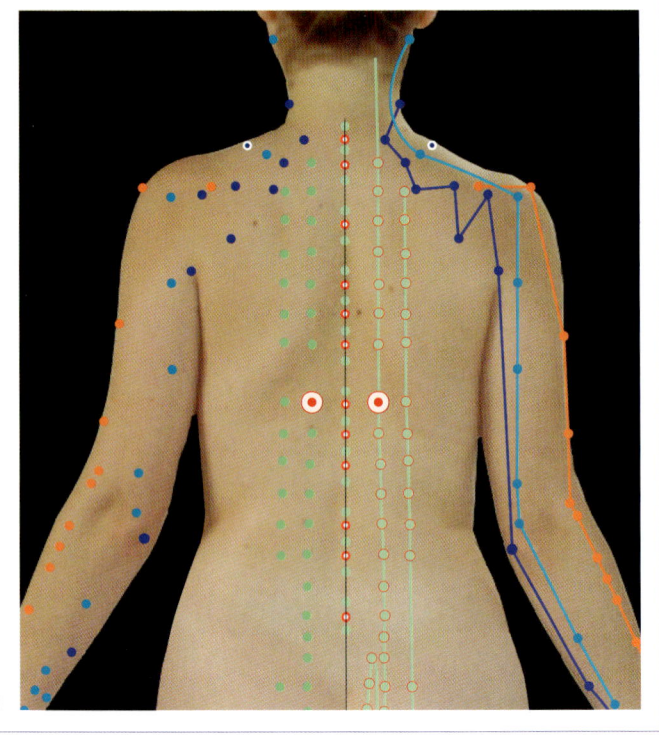

- 배내선상에서 제9, 10흉추극돌기의 사이

구강 질환
구강내염

노궁

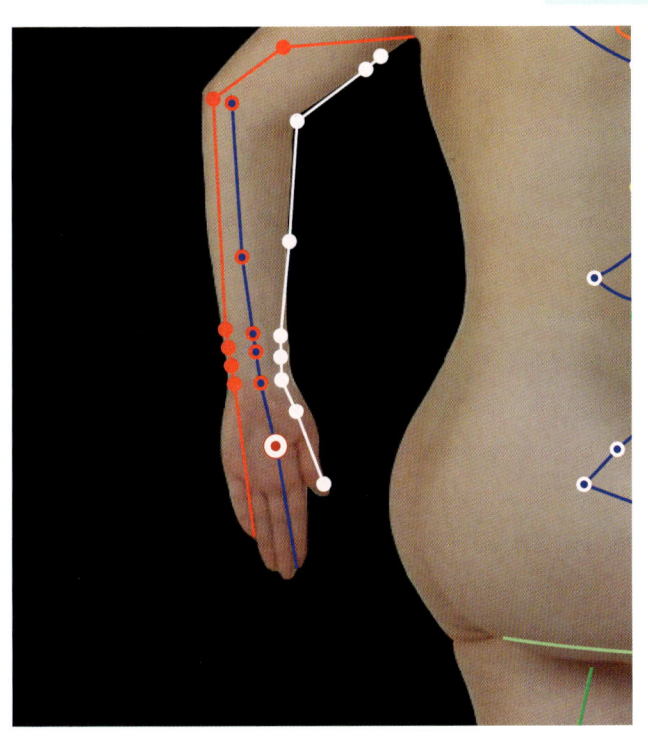

- 손바닥에서 제2, 3중수골 사이의 중앙

구강 질환

구취(입냄새)

대릉

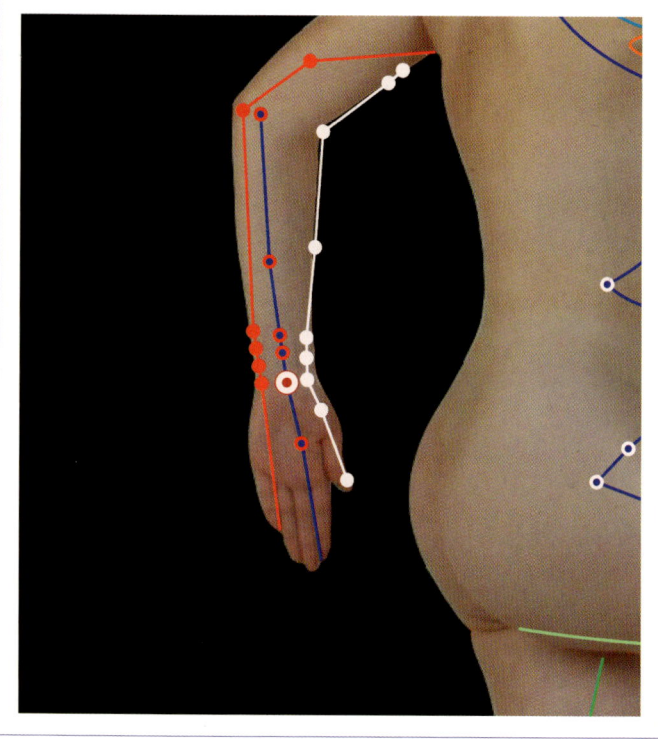

- 수관절 손바닥 주름에서 엄지측 수근굴근건과 장장근건의 사이

구강 질환

치은출혈(잇몸출혈)

이문

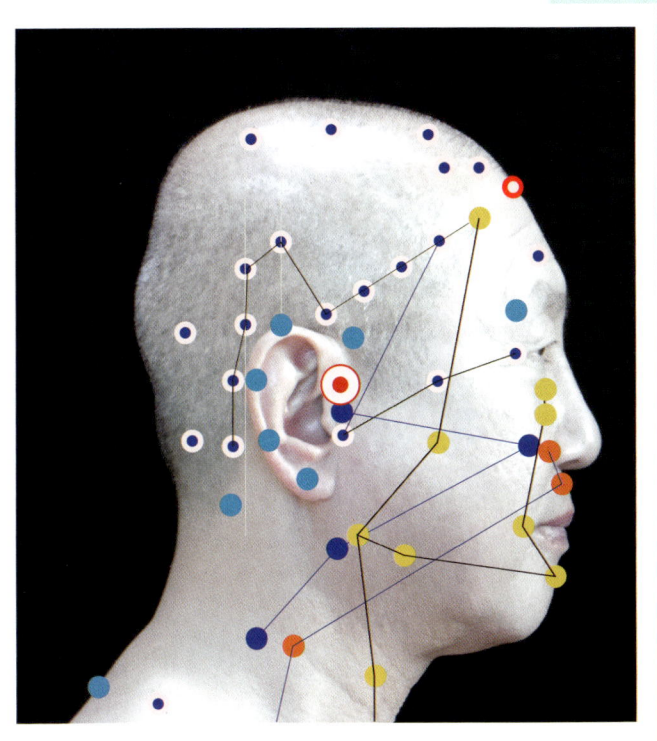

- 귀의 전절흔 바로 앞

구강 질환

치통

협거

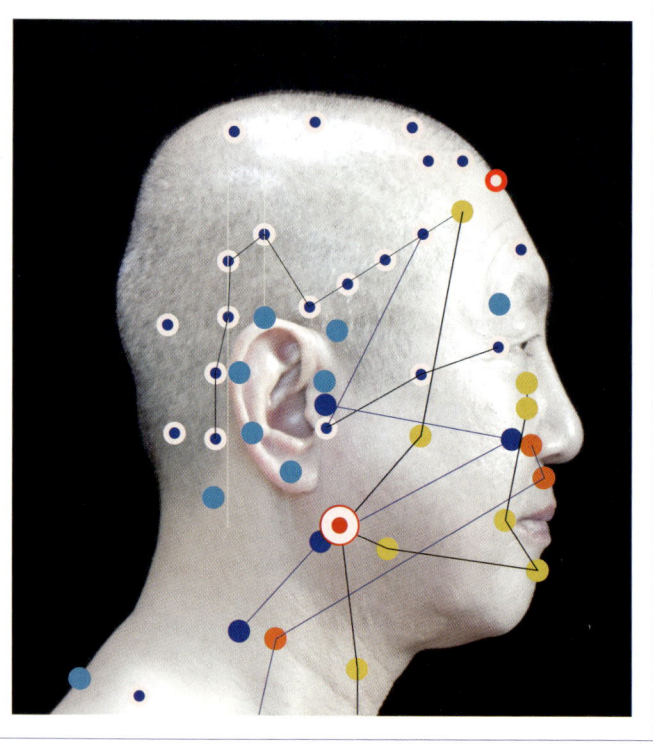

- 아래턱 모서리의 앞 상방 1cm

풍치, 치루농루

승장

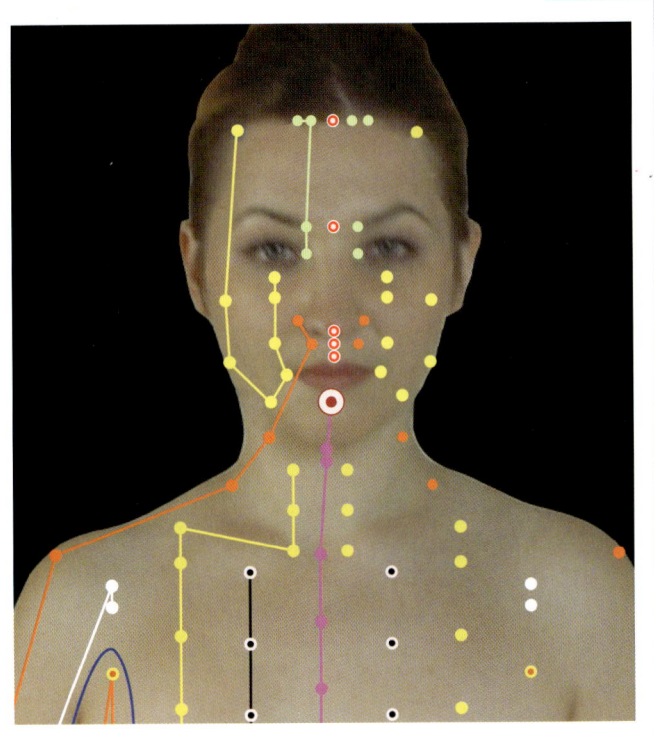

- 정중선상에서 아랫입술 바로 아래

강직성척추염 / 척추골반염증

관절/팔·다리·목 질환

화타협척

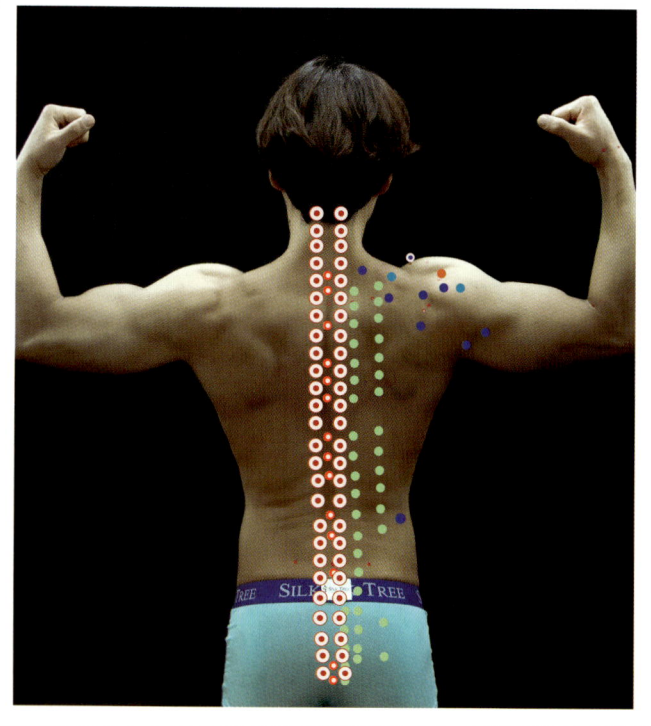

- 제1경추극돌기부터 제5요추극돌기까지 제2, 4극돌기의 양 옆

견관절 주위염 / 오십견

견료

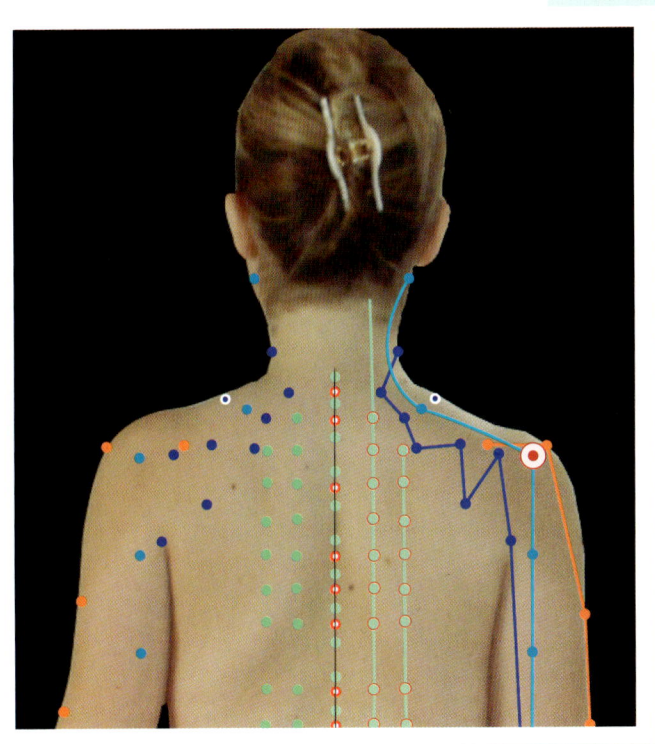

- 견봉의 바깥 끝 뒷쪽의 바로 아래

관절/팔·다리·목 질환

경련(팔, 다리)

십선

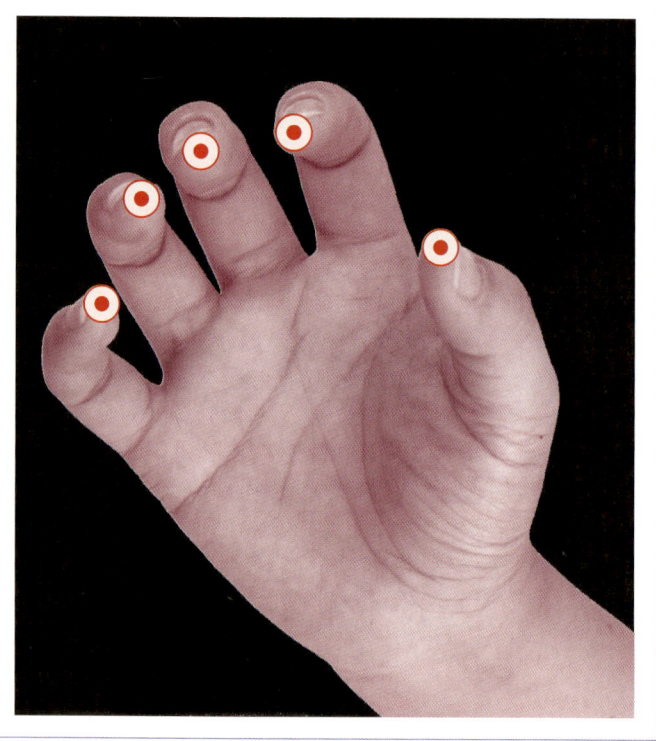

- 열손가락 끝

경추질환

대추

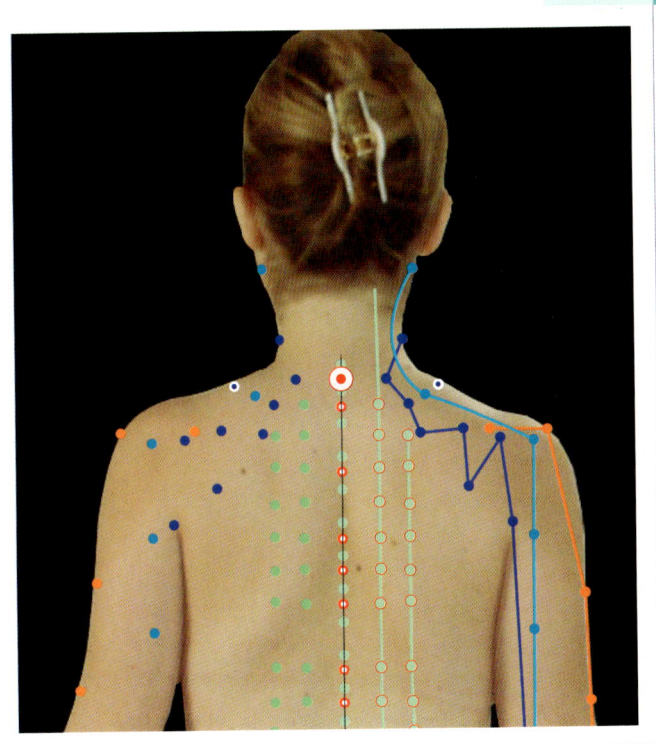

- 제7경추극돌기와 제1흉추극돌기의 사이

골프 전 / 후

천종

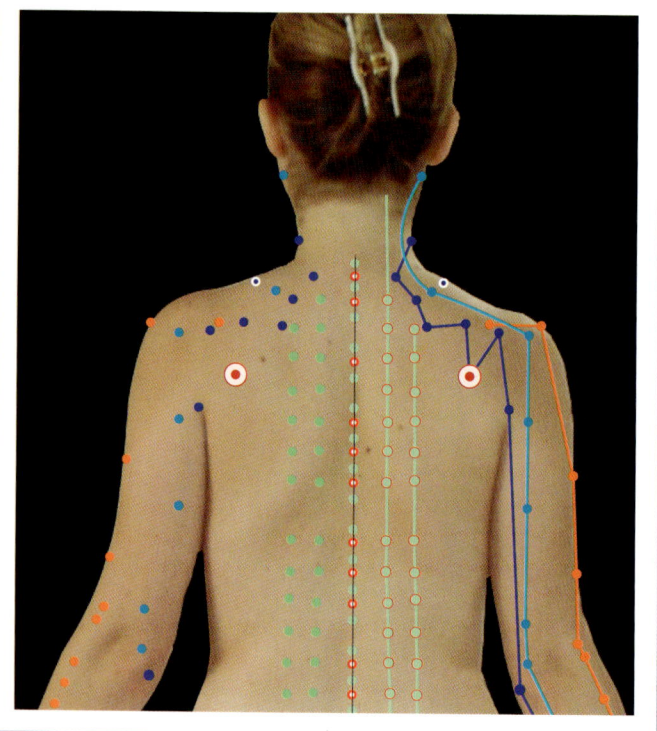

- 견갑골삼각의 안쪽과 견봉의 중점을 정하여, 그 중점과 견갑골 하각의 사이에서 상방으로부터 1/3

관절질환 - 근부(발뒤꿈치)

복삼

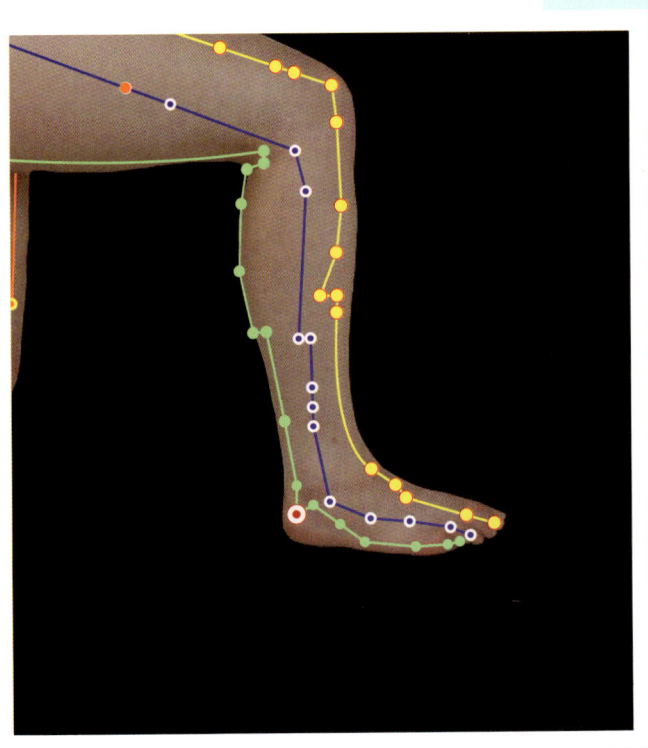

- 곤륜의 바로 아래 3cm

관절질환 - 둔부(엉덩이뼈)

질변

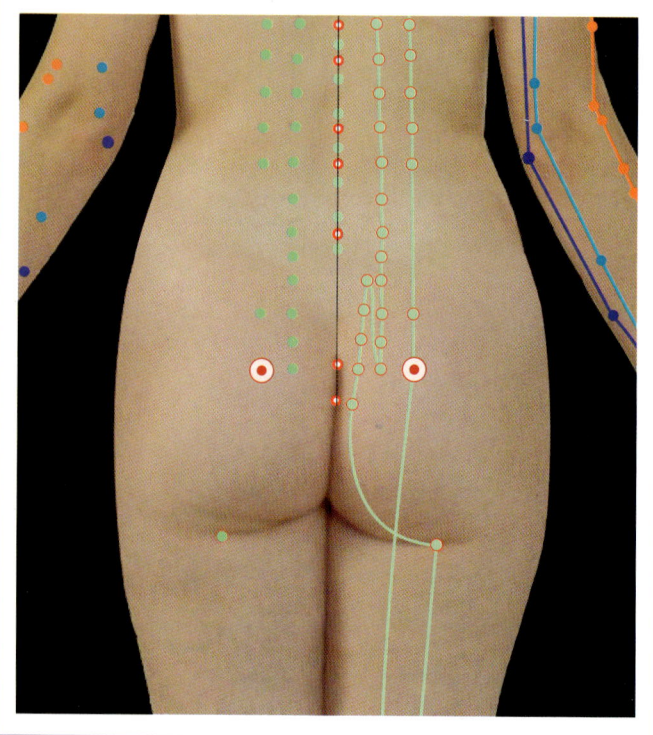

- 배외선상에서 요수의 높이

관절질환 – 목부

천주

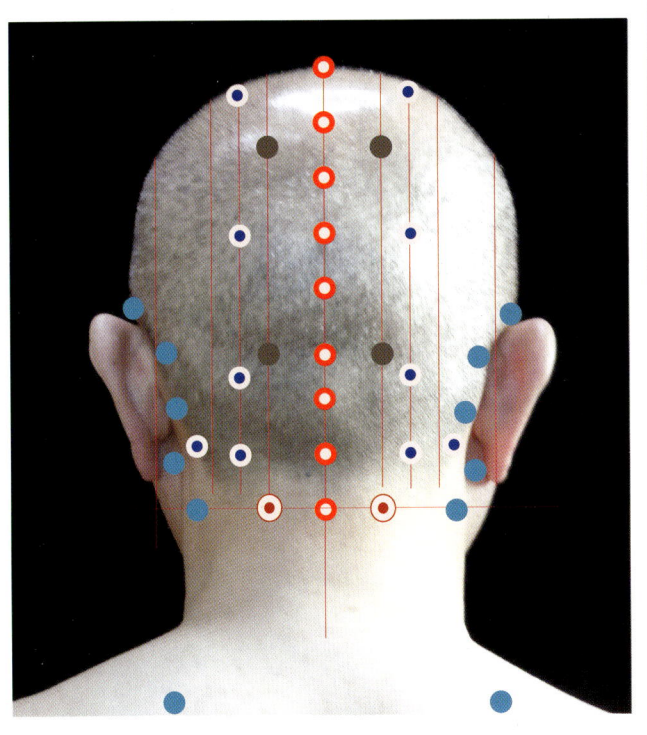

- 아문의 높이에서, 외방 2cm의 증폭근팽융부 정점 바깥쪽

관절질환 - 아래턱

협거

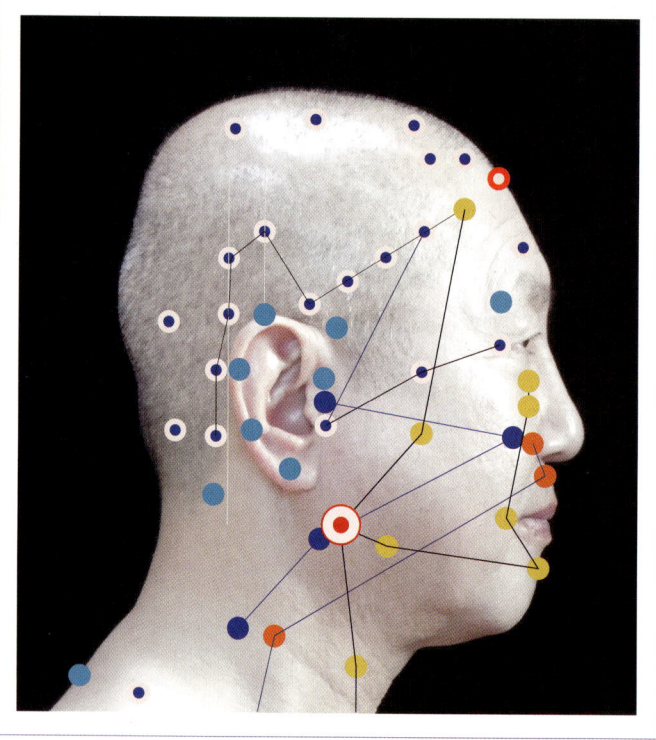

- 아래턱 모서리의 앞 상방 1cm

관절질환 – 완부(손목)

양계

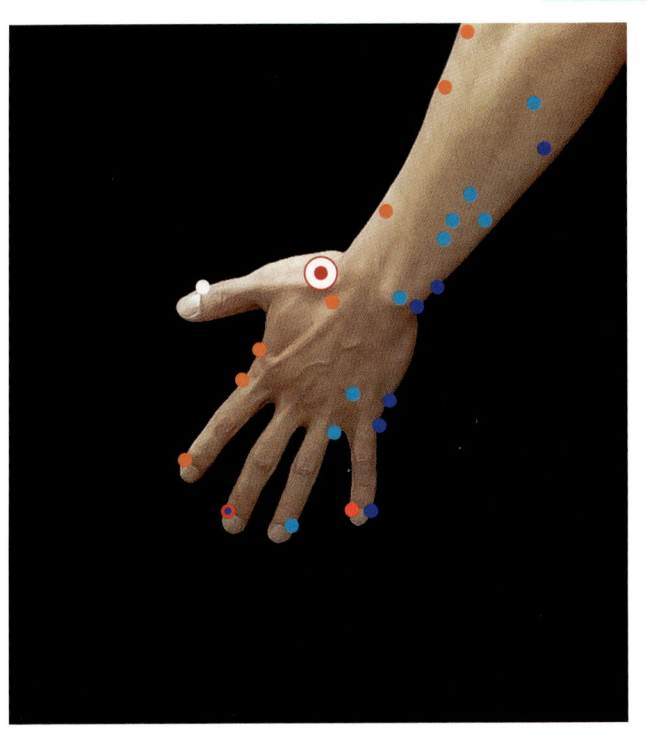

- 수관절의 길게 뻗은 단모지신근건의 패인 곳 중심(해부적 담배혈)

관절/팔·다리·목 질환

관절질환 – 주부(팔꿈치)

곡지

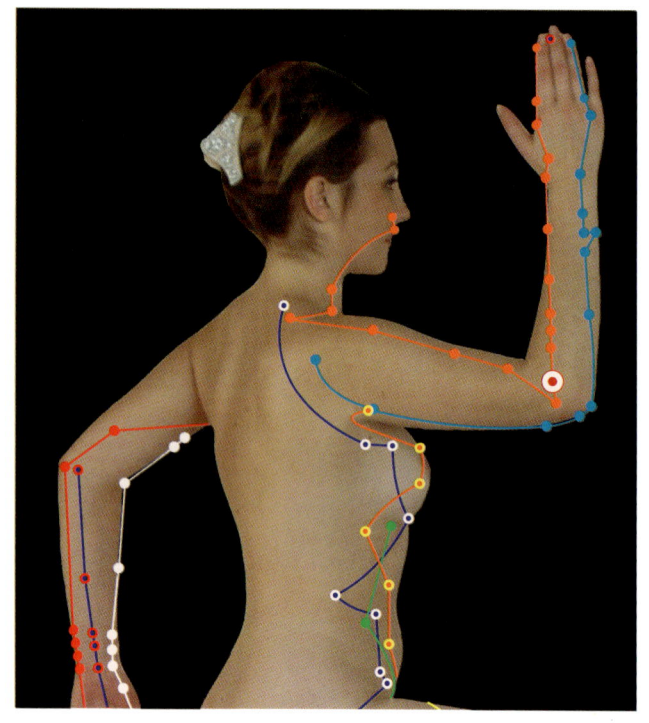

- 요골두 바깥 위쪽으로 부터 팔꿈치 안주름에 따라 내방 1cm
 (팔꿈치를 굽힐 때 나타나는 주름 끝)

관절질환 - 지부

합곡

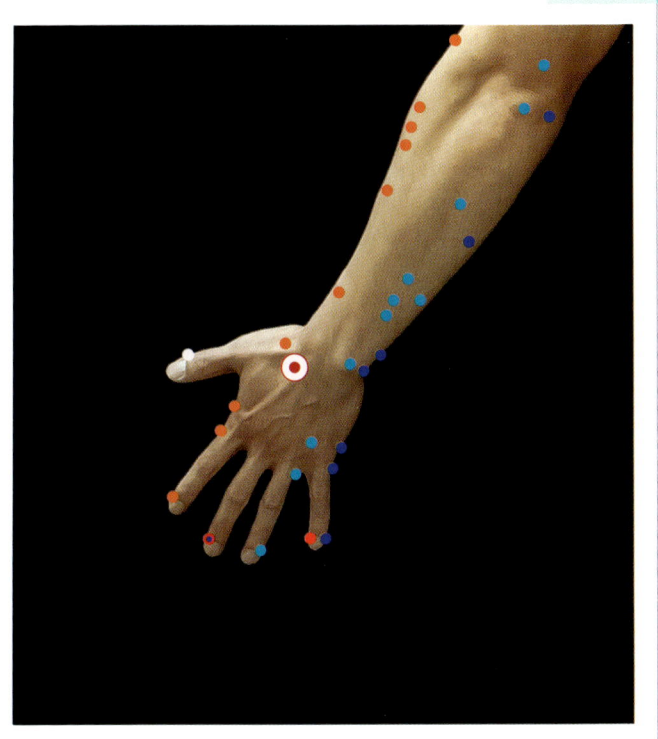

- 손등에서 제1, 2중수골저 아랫쪽의 사이

낙침 / 목결림

낙침

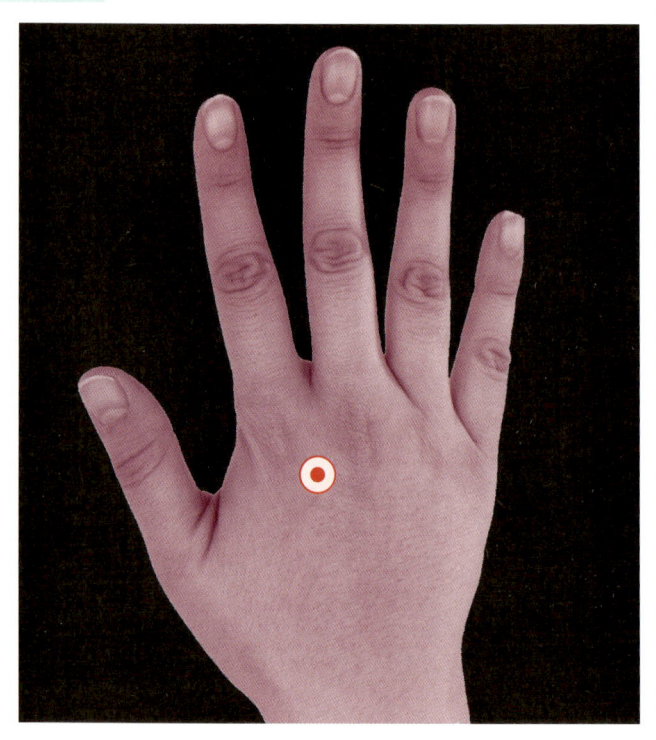

- 손등쪽 2, 3중수골저의 사이에서 후방 0.5촌

관절/팔·다리·목 질환

류마티스관절염

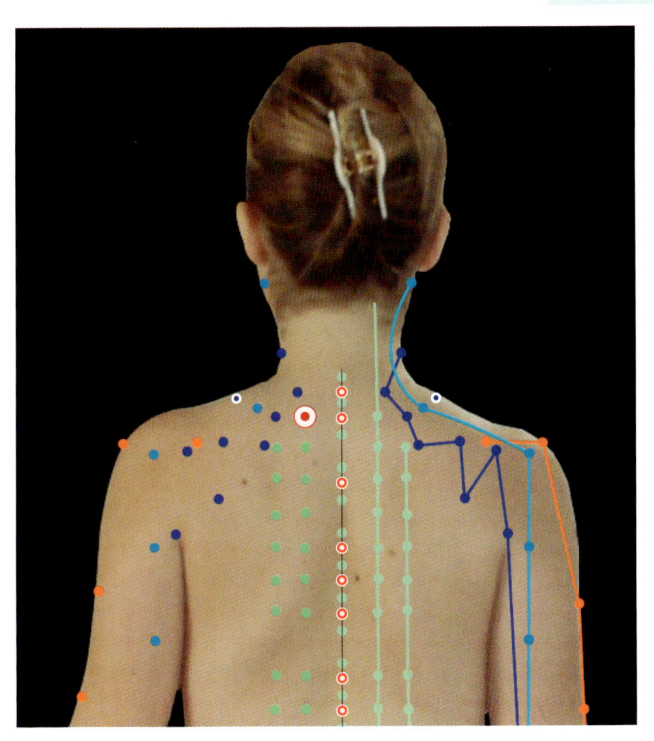

대저

- 배내선상에서 제1, 2흉추극돌기 사이의 높이

관절/팔·다리·목 질환

류마티즘

신수

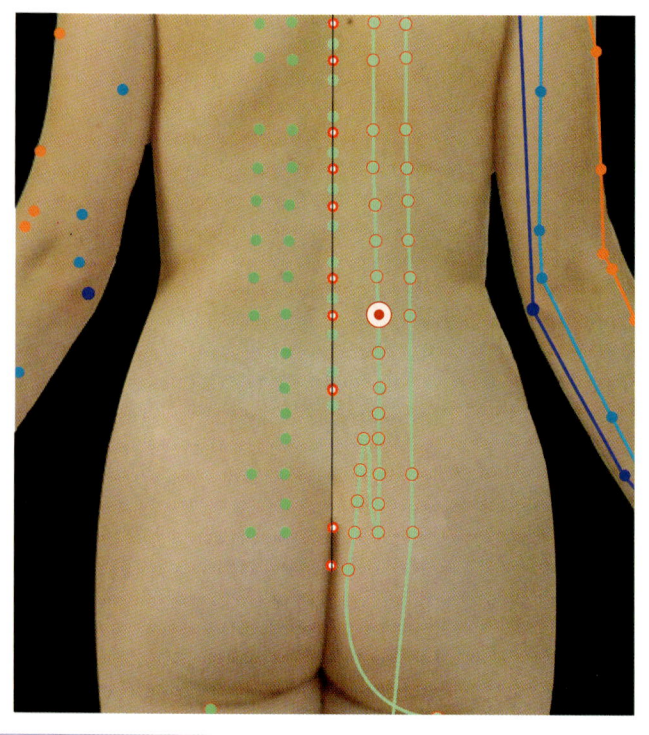

- 배내선상에서 제2, 3요추극돌기의 사이

목 / 어깨 근막염

견정

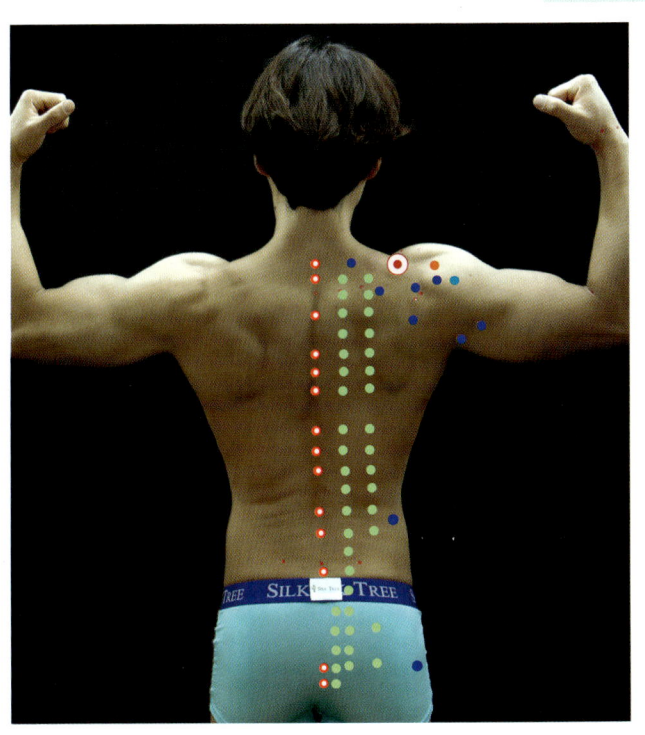

- 제7경추극돌기와 견봉각의 중앙

무릎관절통

슬안

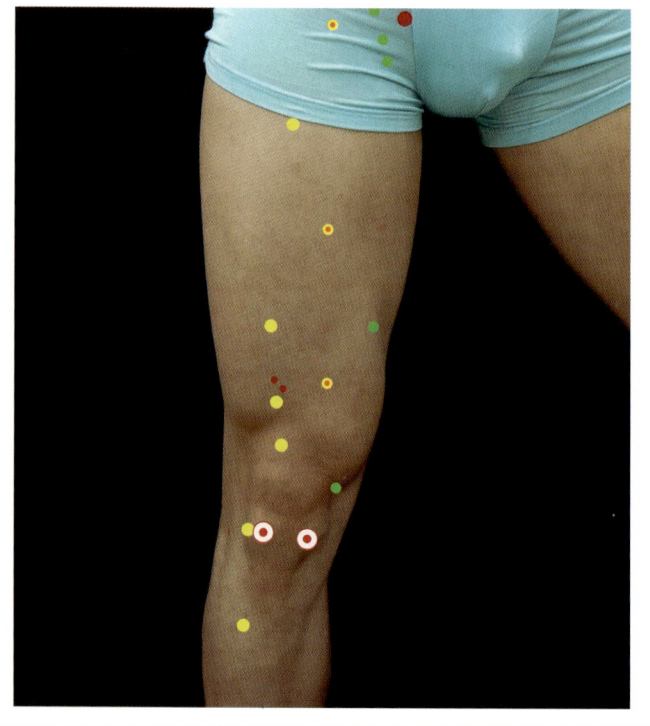

- 슬개골 하단의 대각선 양단

발목관절통

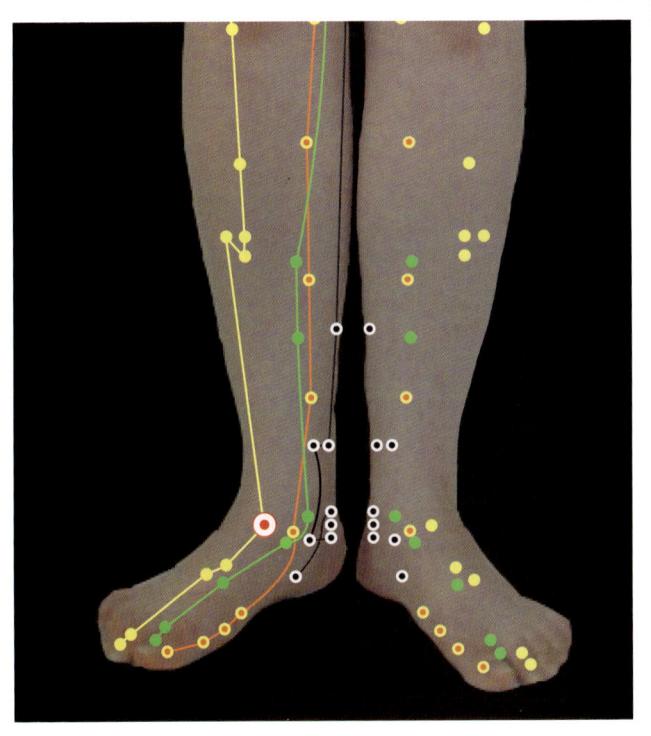

해계

- 발등의 바깥 복사뼈 정점의 높이에서 엄지발가락 신근건(장모지신근건)의 바깥쪽

사격증(목이 옆으로 기울어짐)

천정

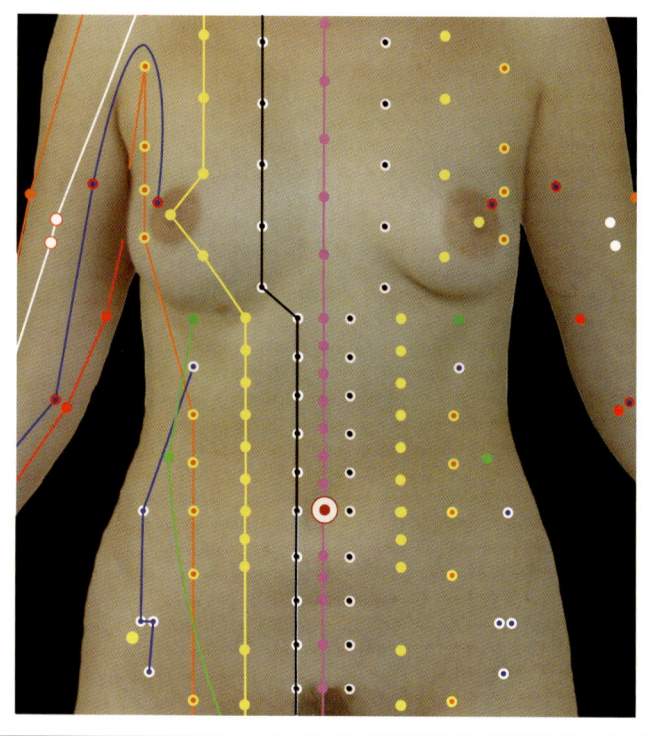

- 부돌과 결분의 중앙

관절/팔·다리·목 질환

상지마비 / 저림

견우

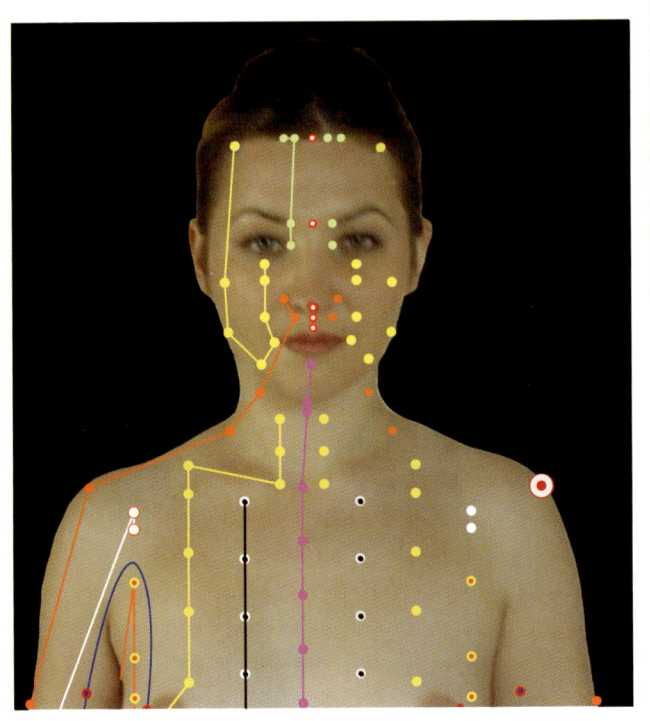

- 부돌과 결분의 중앙

관절/팔·다리·목 질환

손발 끝 감각 이상증

합곡

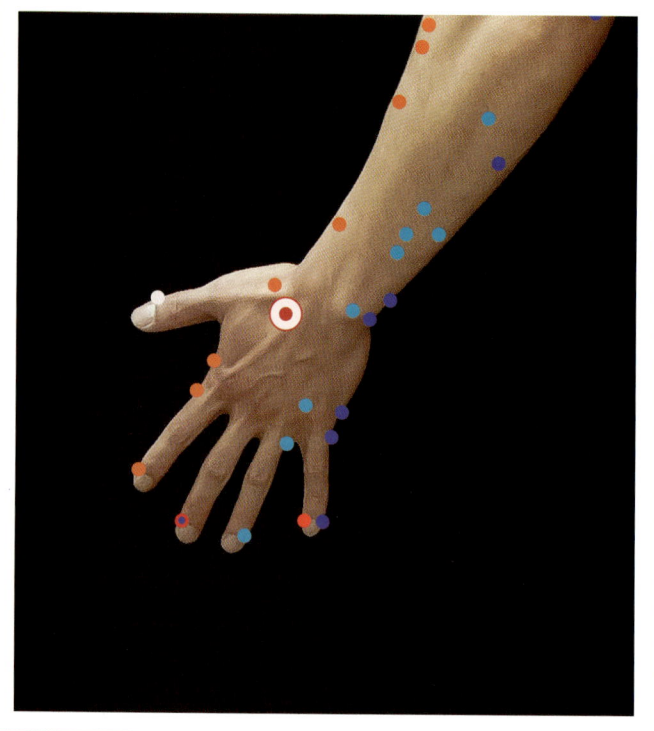

- 손등에서 제1, 2중수골저 아랫쪽의 사이

아킬레스건염

곤륜

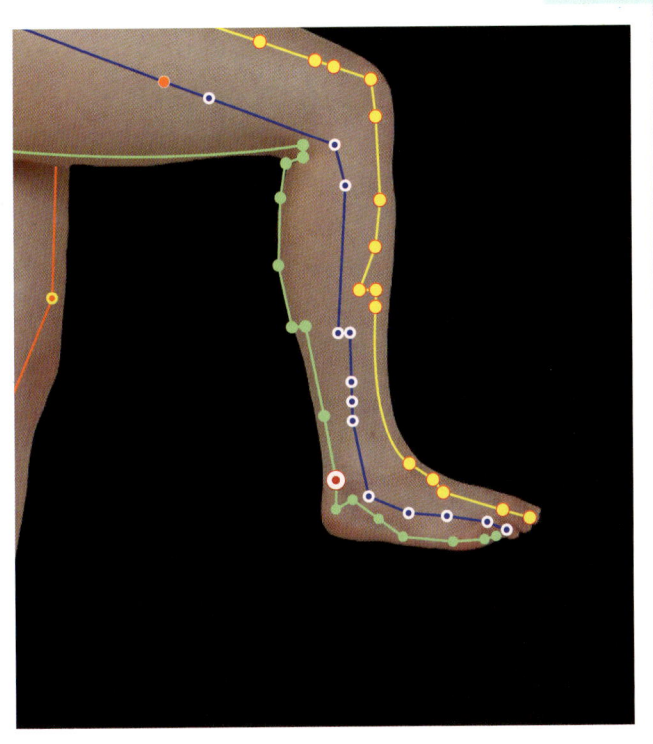

- 바깥 복사뼈 중심의 높이에서, 바깥 복사뼈와 아킬레스건의 중심

장단지 근육 경련

외과첨

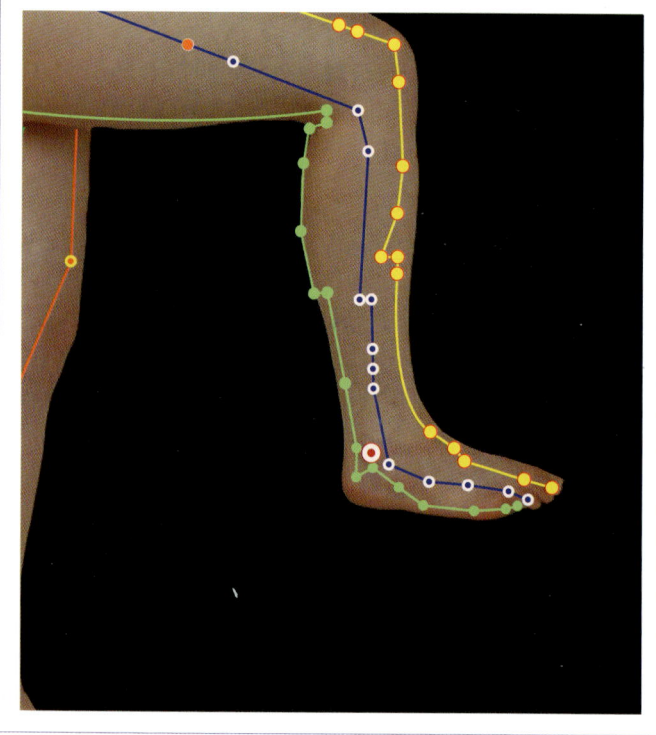

- 외복사뼈 중앙

관절/팔·다리·목 질환

족근통(발꿈치 통증)

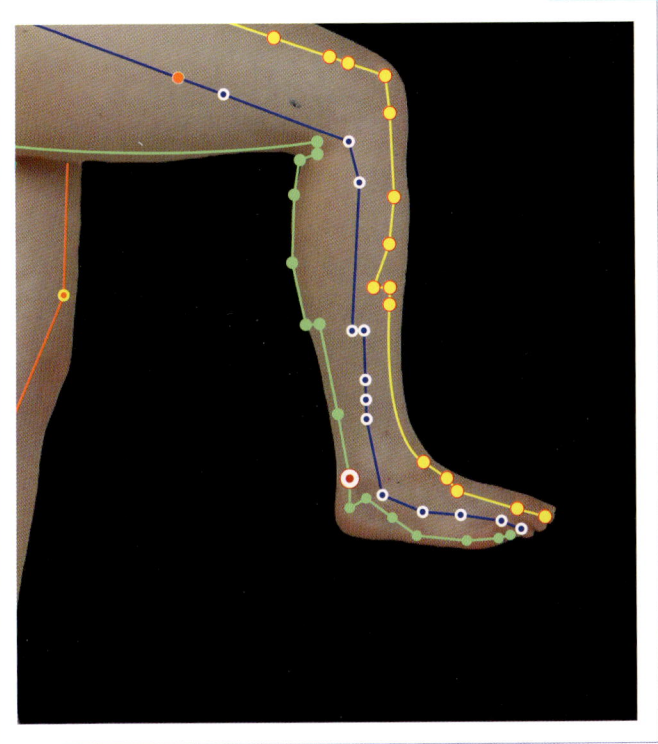

곤륜

- 바깥 복사뼈 중심의 높이에서, 바깥 복사뼈와 아킬레스건의 중심

좌골신경통

요안

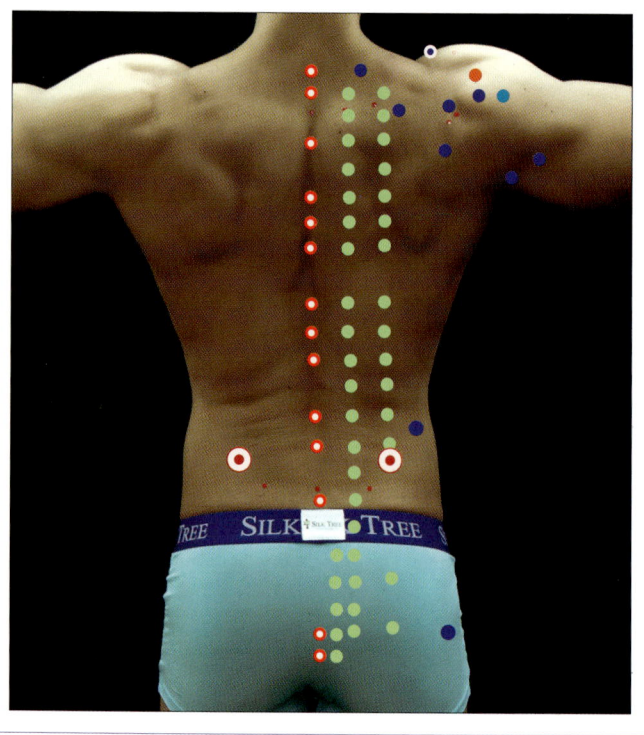

- 제3요추극돌기의 양 옆 3.4촌 함몰부

관절/팔·다리·목 질환

통풍

공손

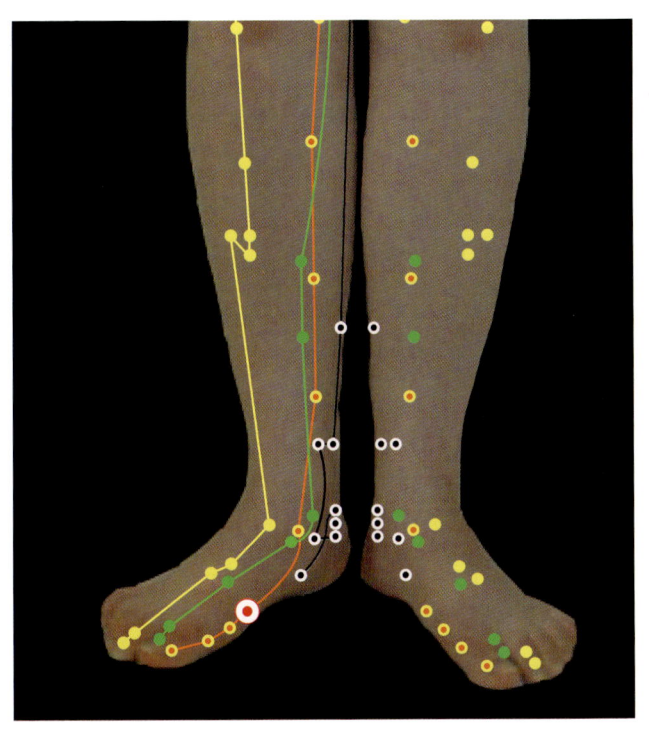

- 족부 내측에서 태백의 후방 2cm

하지마비 / 저림

환도

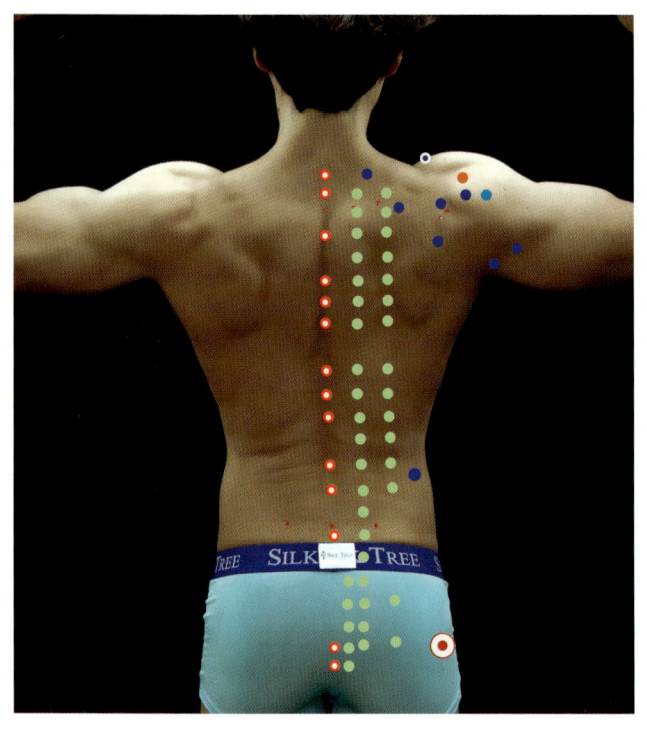

- 대퇴골 대전자의 정점으로부터 상방 2cm

허리디스크

관절/팔·다리·목 질환

요안

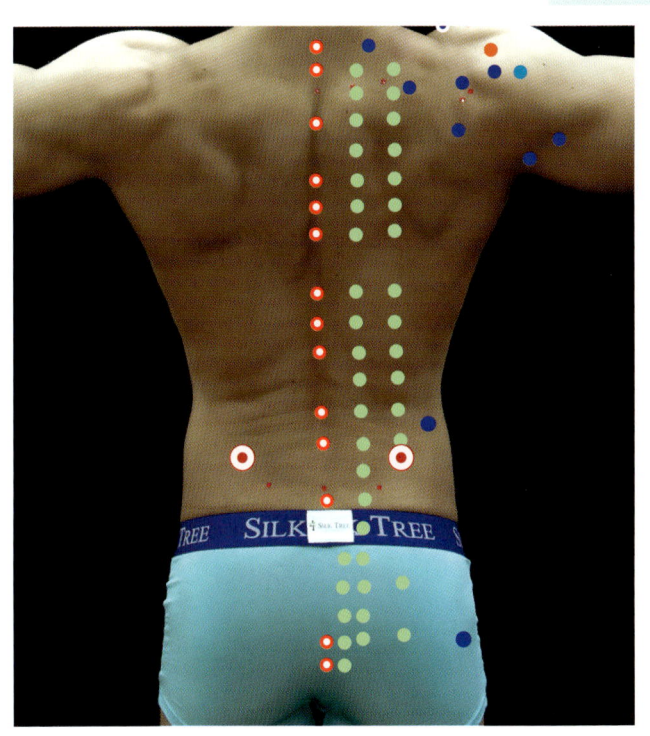

- 제3요추극돌기의 양 옆 3.4촌 함몰부

정신 질환

광장공포증

대추

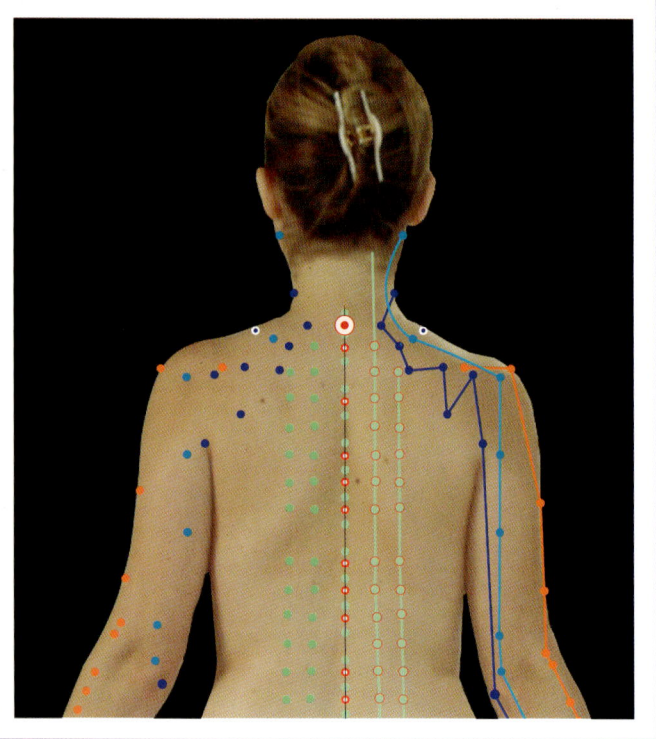

- 제7경추극돌기와 제1흉추극돌기의 사이

정신 질환

구안와서(주위성 안면 신경 마비)

견우

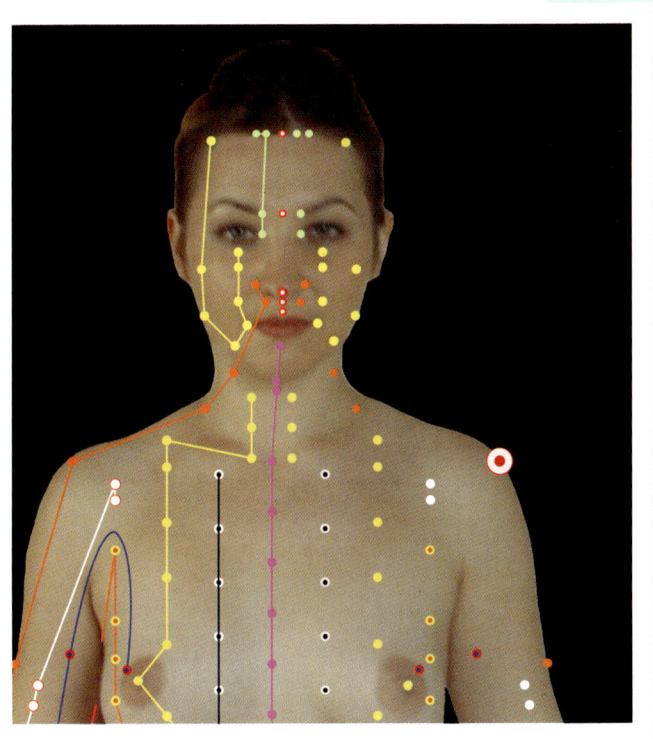

- 부돌과 결분의 중앙

정신 질환

말더듬

백회

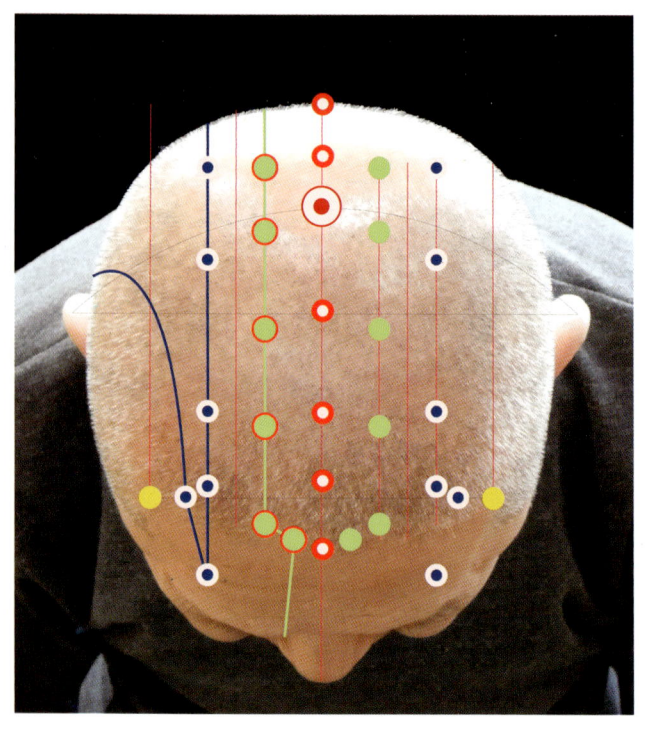

- 정중선상에서 신정과 뇌호의 중앙

정신 질환

맥관염 – 상지

곡지

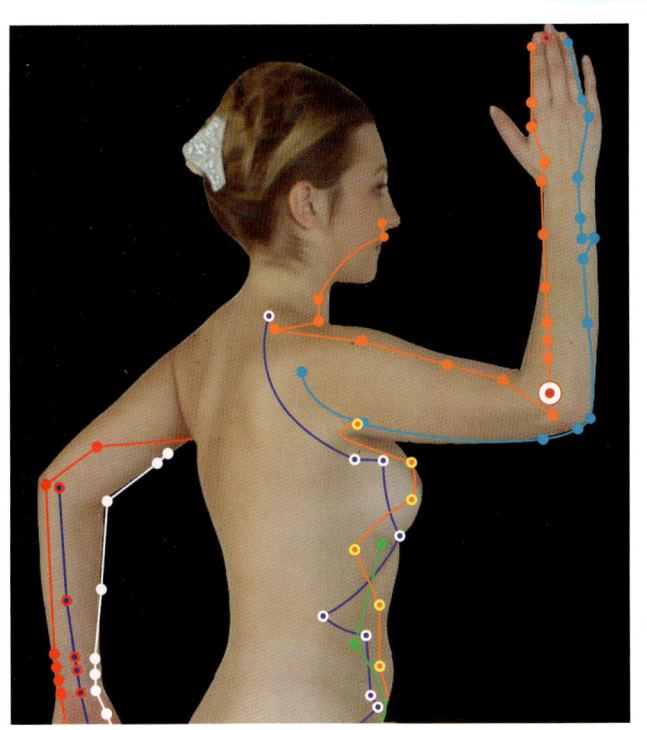

- 요골두 바깥 위쪽으로 부터 팔꿈치 안주름에 따라 내방 1cm
  (팔꿈치를 굽힐 때 나타나는 주름 끝)

몽유병

내관

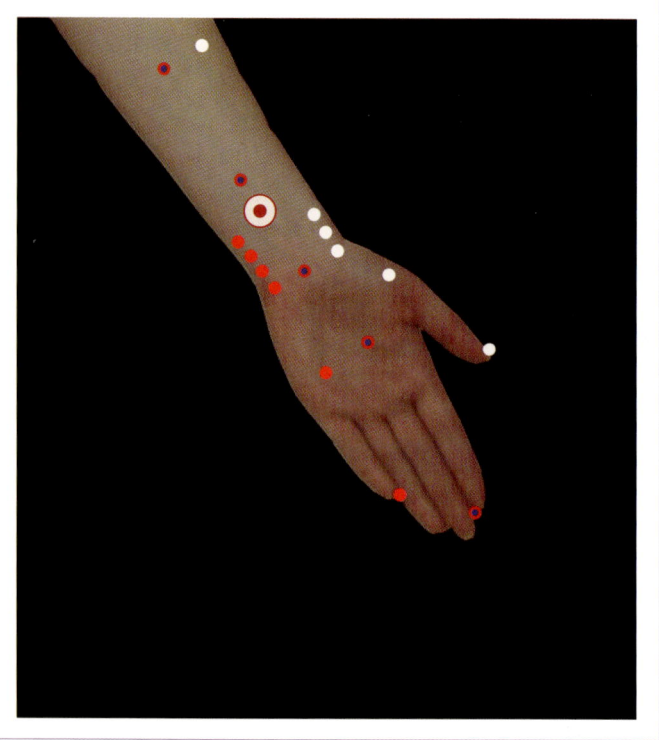

- 곡택과 대릉의 사이에서 대릉으로부터 1/6(상방 2촌)

정신 질환

무맥증(맥이 낮고 고르지 않다)

통리

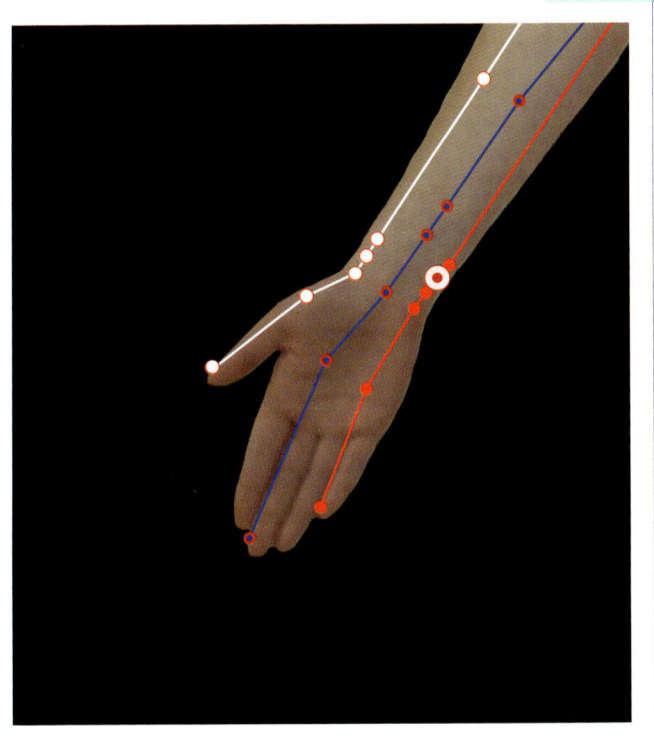

- 소해와 신문 사이의 신문으로부터 2cm

불면증

단중

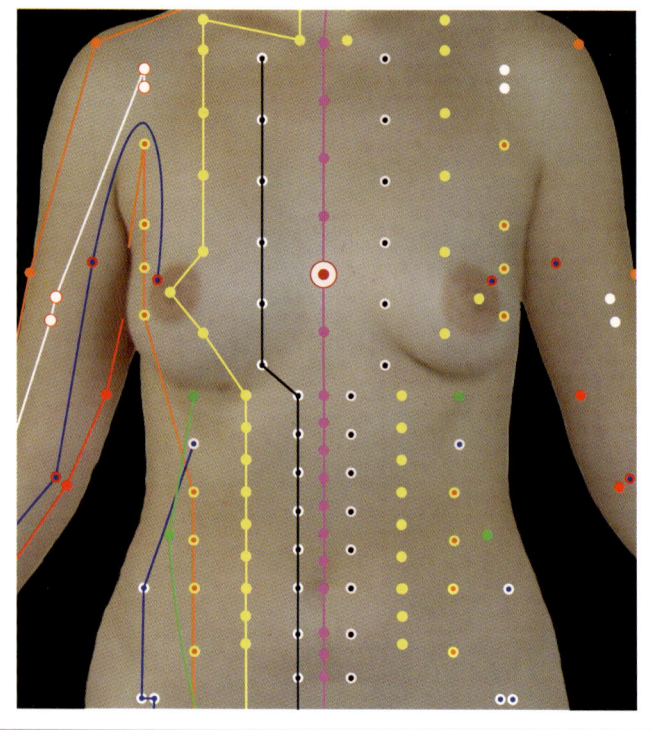

- 정중선상에서 흉골경절흔 윗쪽과 중정의 사이에 중정으로부터 1/5

정신 질환

우울증

단중

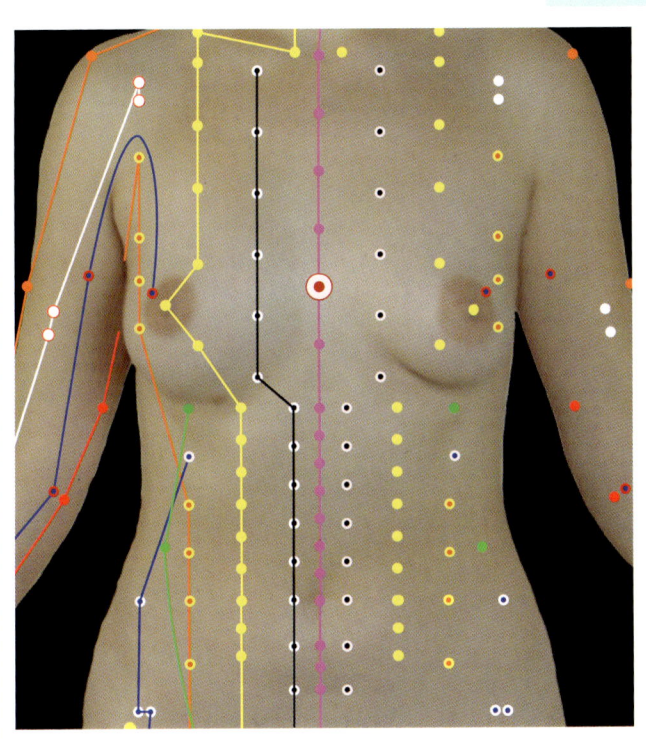

- 정중선상에서 흉골경절흔 윗쪽과 중정의 사이에 중정으로부터 1/5

정신 질환

음식중독

인당

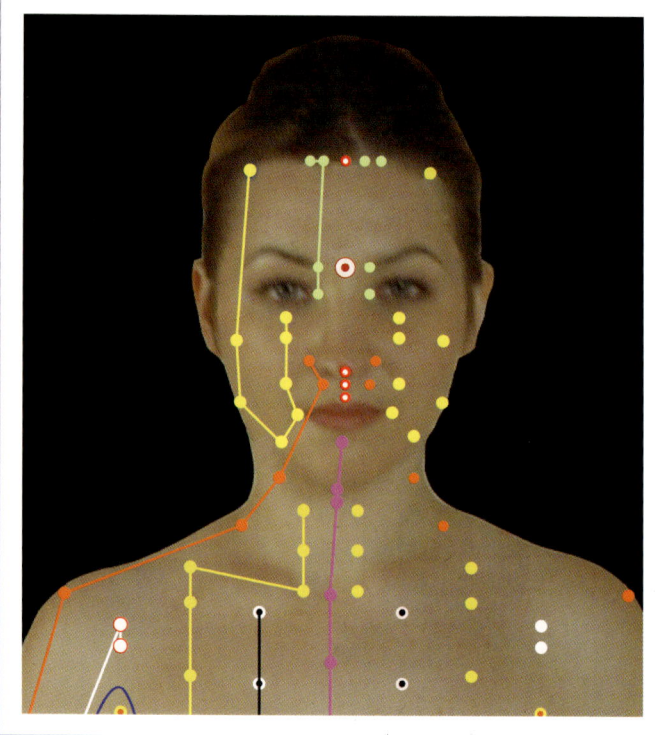

- 양 눈썹 안쪽 끝의 중앙

정신 질환

정신분열증

단중

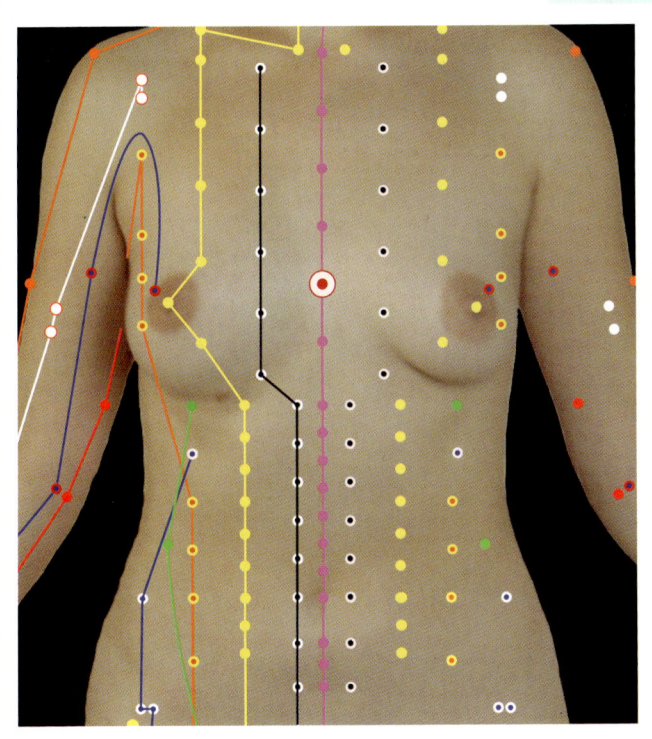

- 정중선상에서 흉골경절흔 윗쪽과 중정의 사이에 중정으로부터 1/5

정신 질환

집중력 증강

태연

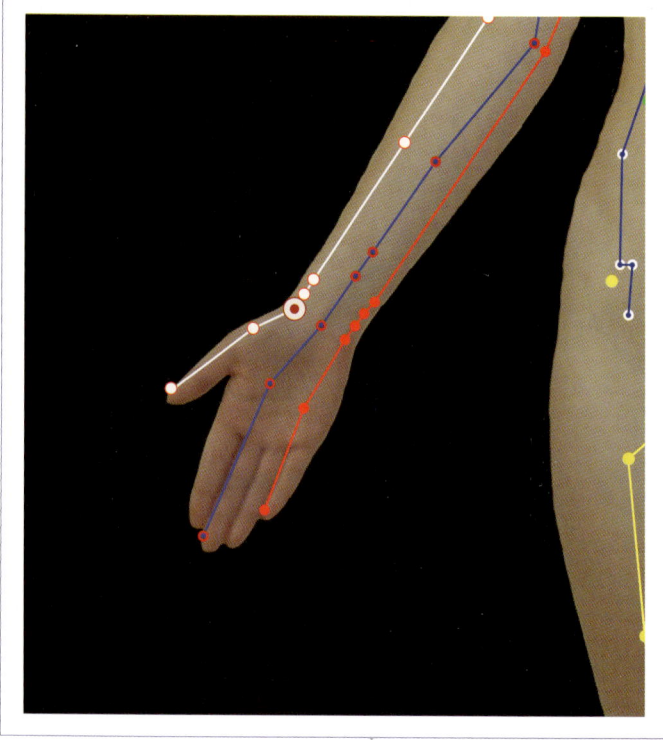

- 수관절 손바닥 주름상에서 엄지측 동맥부

미용법

무릎비만

오추

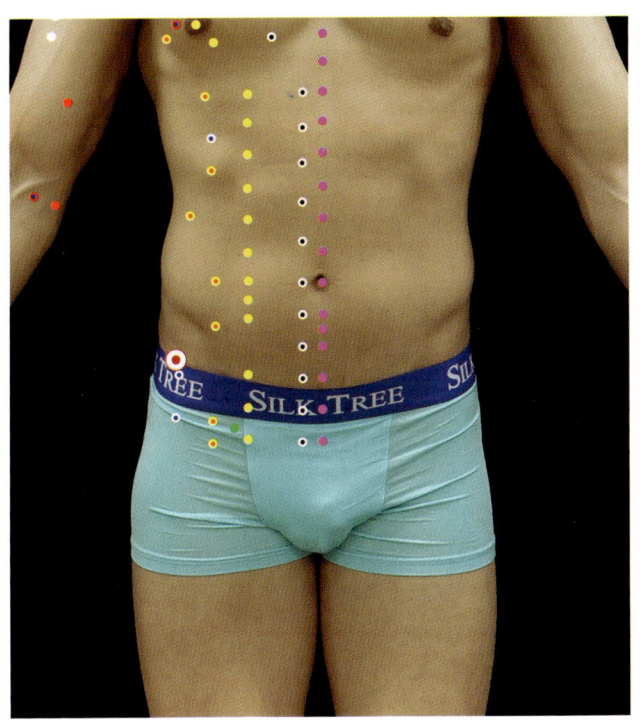

- 장골릉 앞쪽에서 상전장골극의 윗쪽 2cm

미용법

미용치료 / 주름제거

동자료

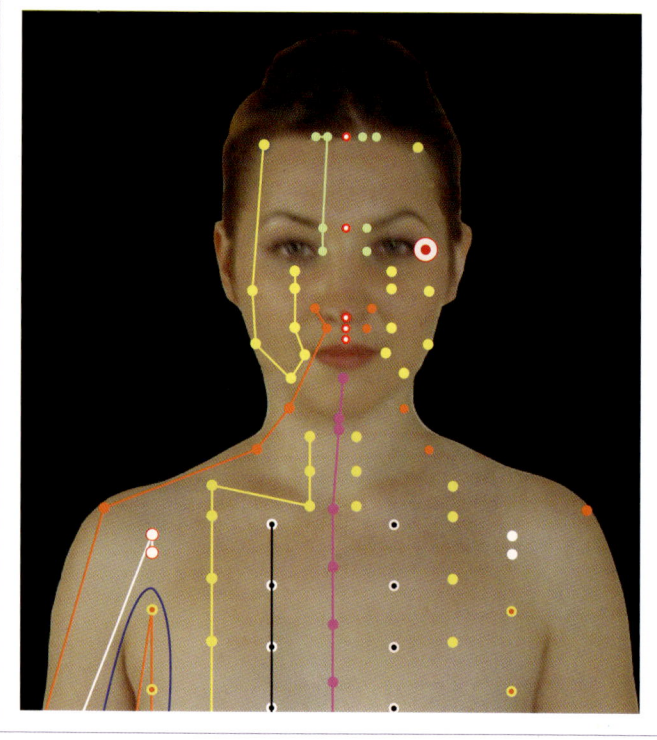

- 눈 바깥쪽의 외측 1cm

미용법

비만

위중

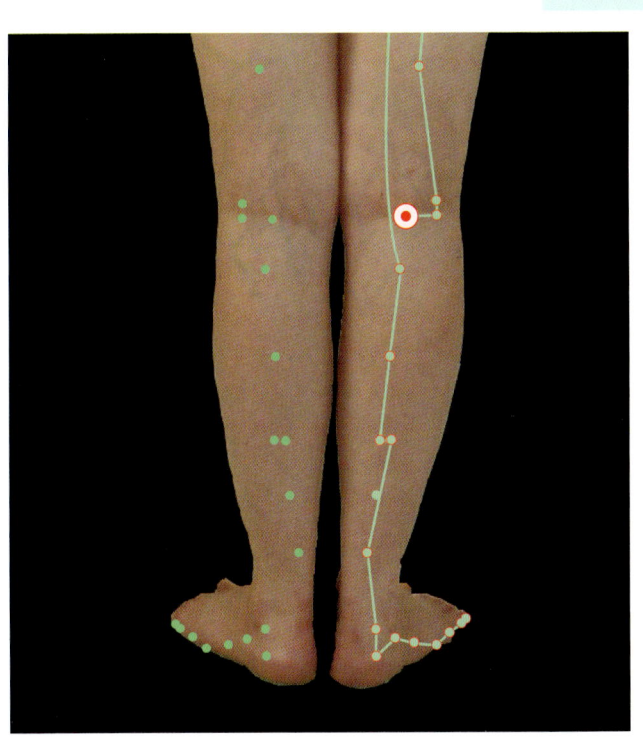

- 무릎 뒤 주름의 중앙

미용법

비만(아랫배, 허리, 내장)

대맥

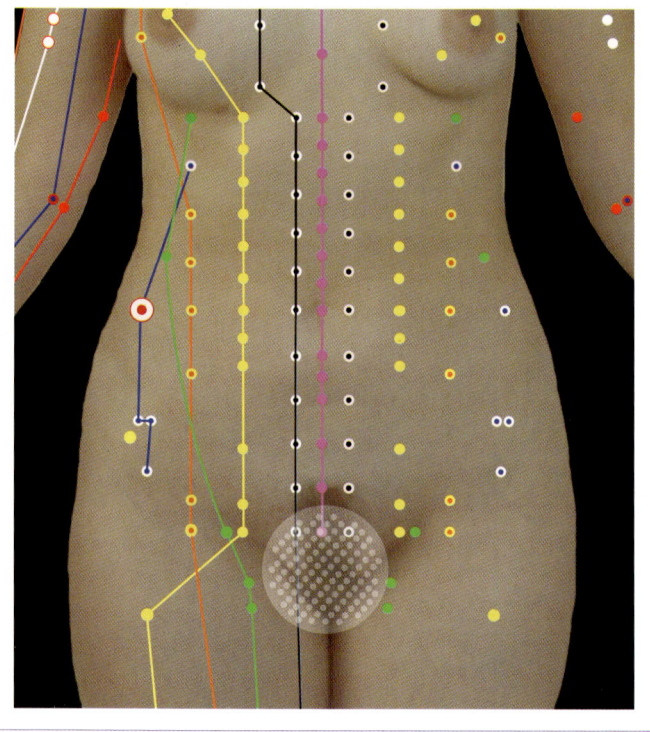

- 장문의 바로 밑에서 신궐(배꼽의 중심)의 높이

미용법

살빼기(다이어트)

천추

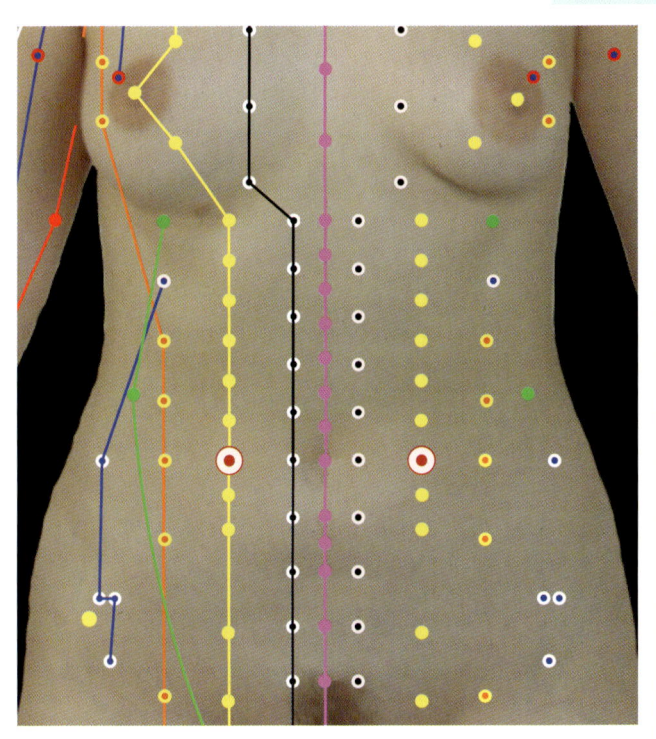

- 복간선상에서 신궐의 높이

미용법

유방을 풍만하게

신봉

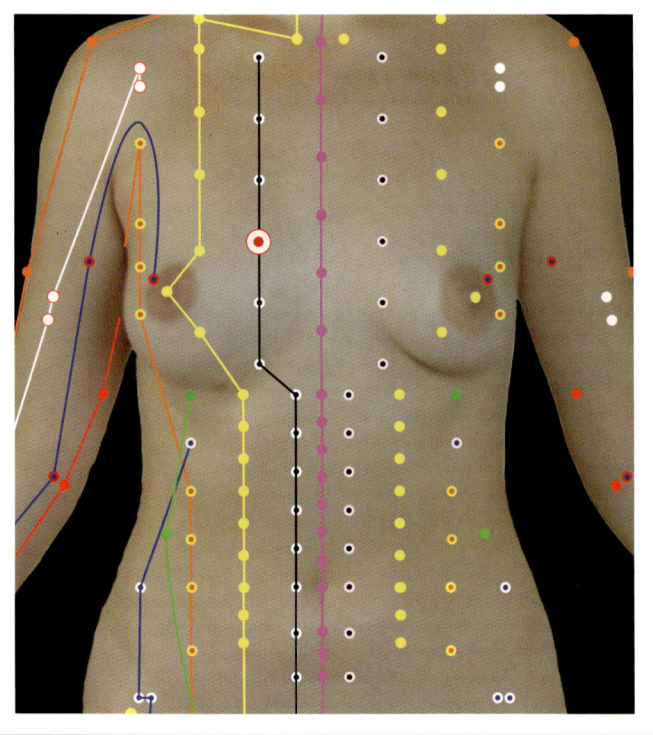

- 흉내선상에서 제4늑간

미용법

장단지 비만

유도

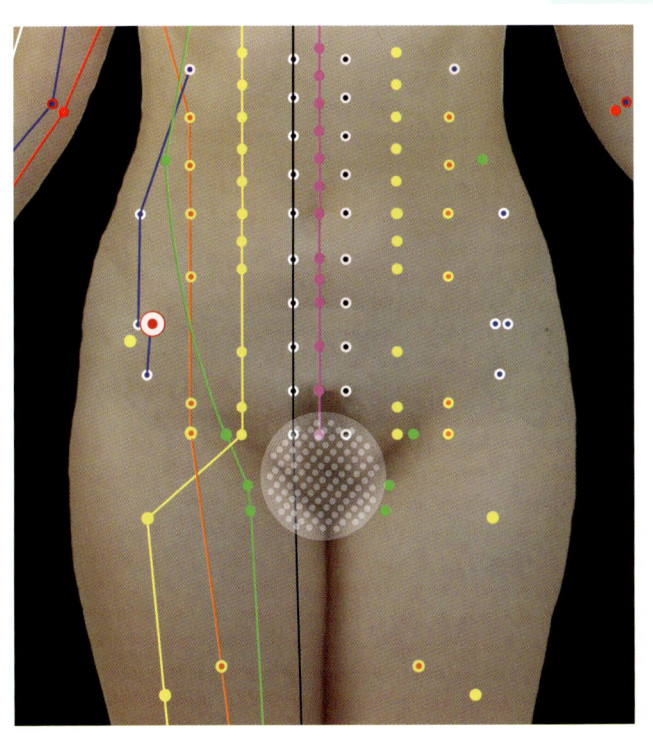

- 장골릉 앞쪽에서 상전장골극 윗쪽 1cm

미용법

처진 히프

승부

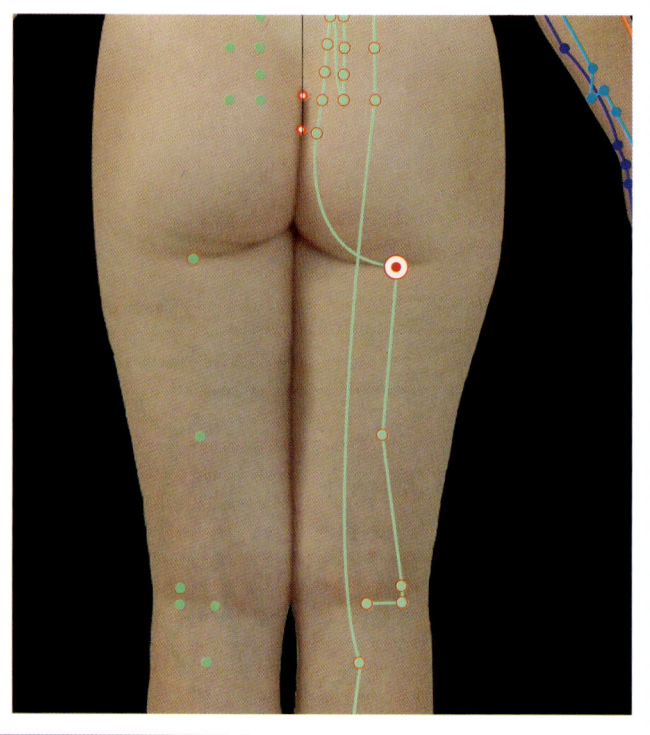

- 대퇴후면 중선과 둔구와의 교점

허벅지 비만

환도

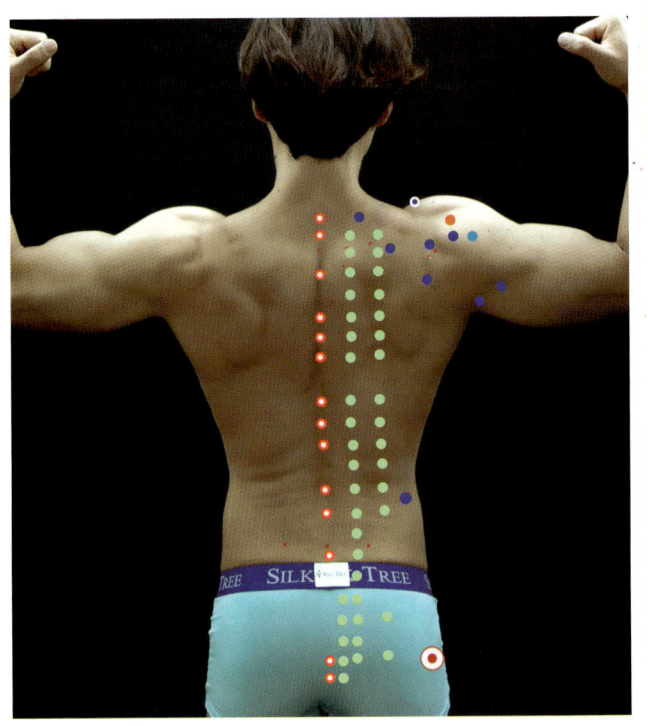

- 대퇴골 대전자의 정점으로부터 상방 2cm

여성 질환

갱년기 장애

백회

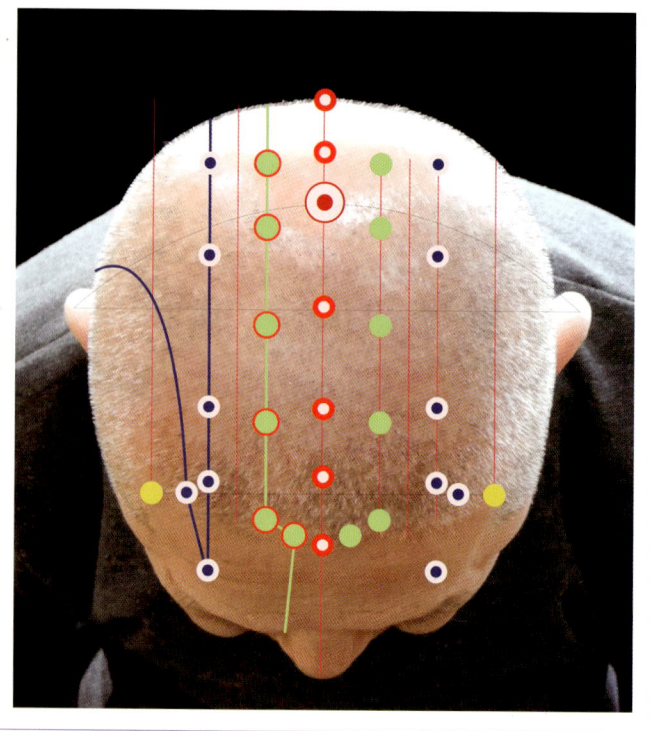

- 정중선상에서 신정과 뇌호의 중앙

여성 질환

갱년기 증상

관원

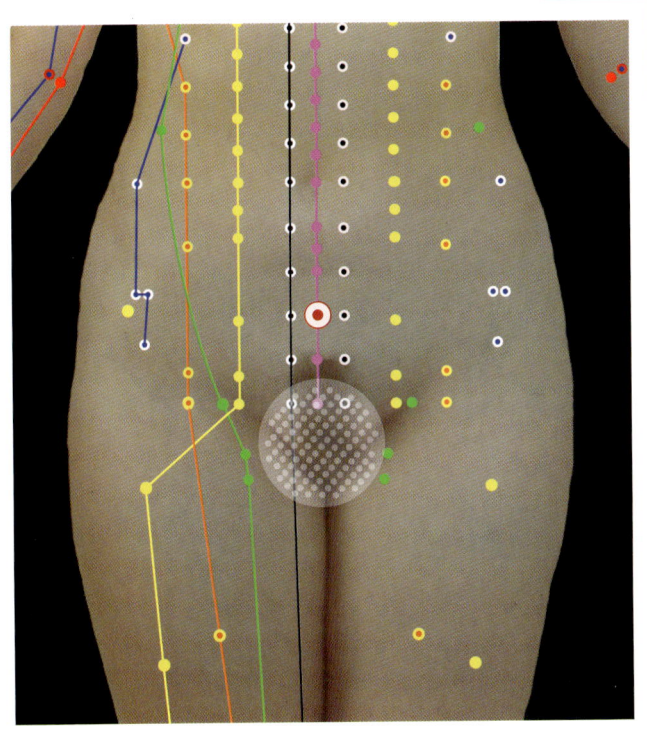

- 정중선상에서, 신궐(배꼽의 중심)과 곡골의 사이에 곡골로부터 2/5

냉대하

관원

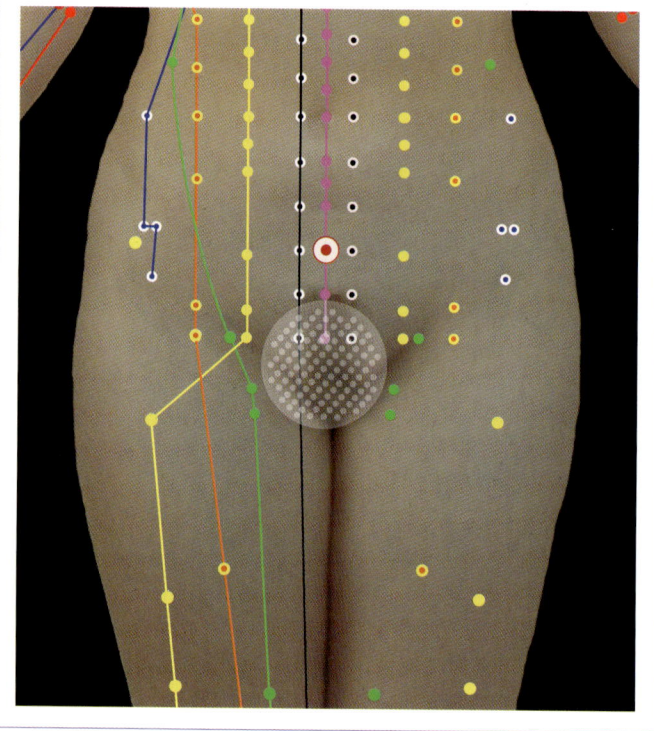

- 정중선상에서, 신궐(배꼽의 중심)과 곡골의 사이에 곡골로부터 2/5

여성 질환

불감증

중극

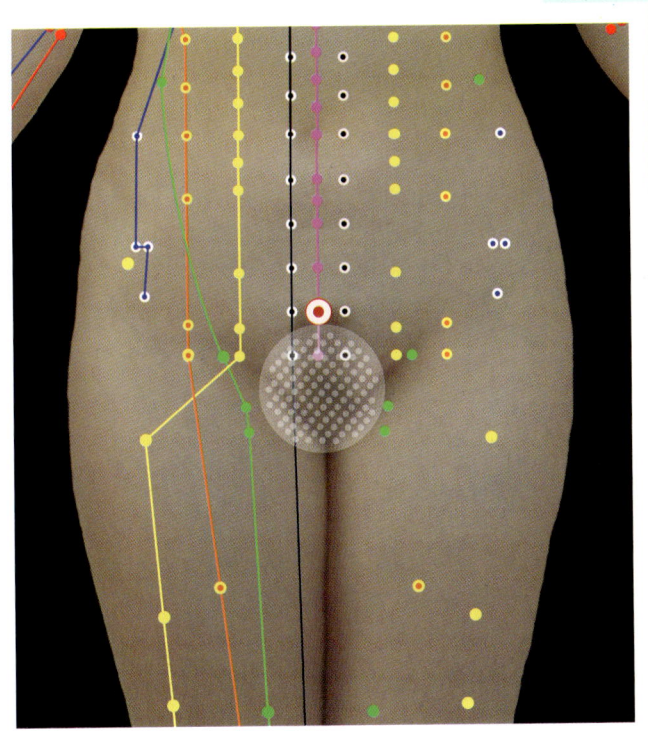

- 정중선상에서 배꼽과 곡골의 사이에 곡골로부터 1/5

불임증

관원

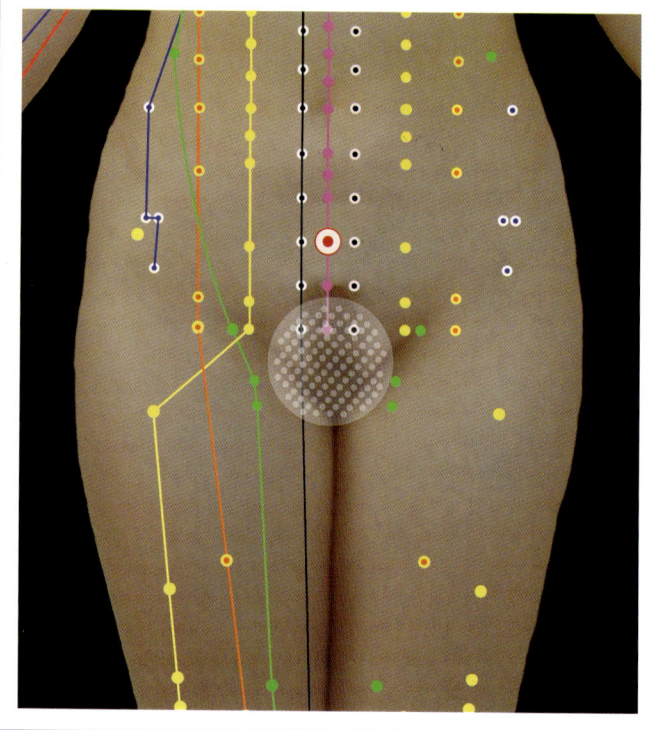

- 정중선상에서, 신궐(배꼽의 중심)과 곡골의 사이에 곡골로부터 2/5

산후 모유분비 촉진

유근

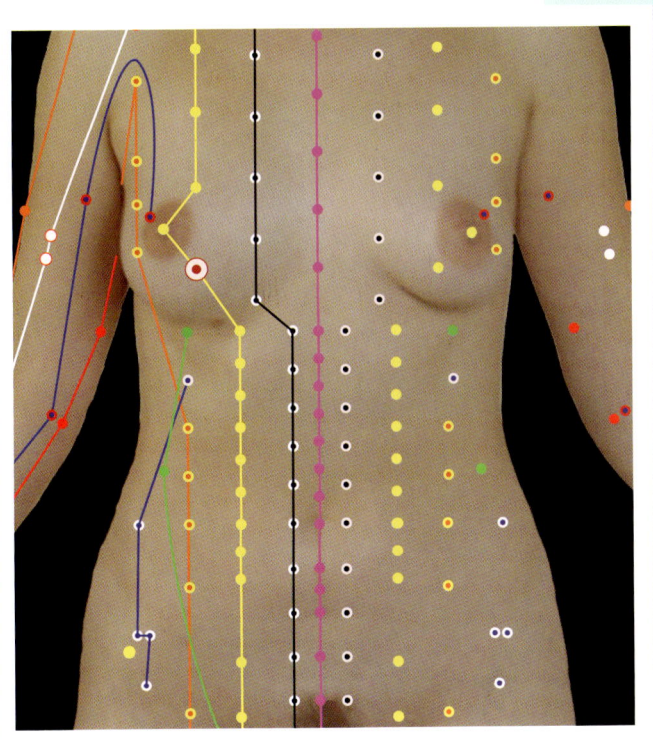

- 복간선상에서 제5늑간

여성 질환

습관성 유산

삼음교

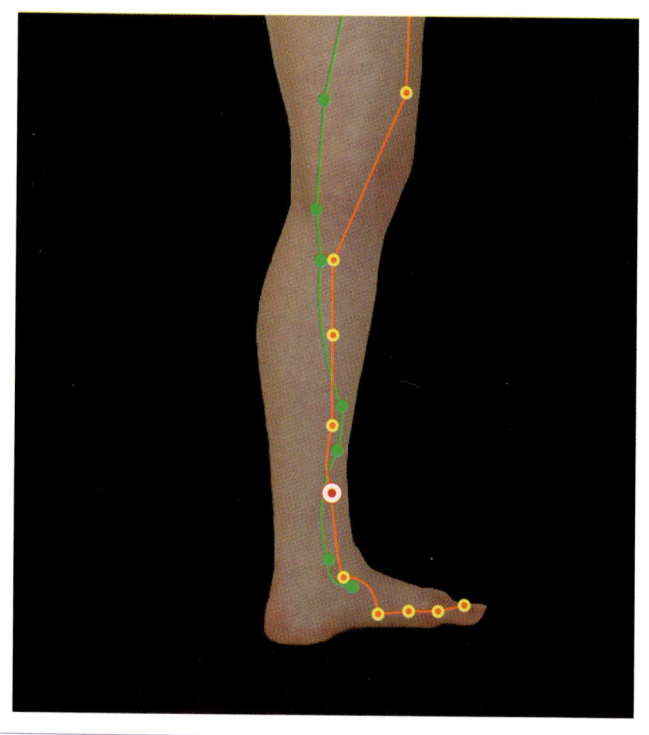

- 음릉천과 안쪽 복사뼈의 사이에서 안쪽 복사뼈의 중심으로부터 1/4의 하방 1cm에서, 경골 뒷쪽의 후방 1cm

여성 질환

월경불순

혈해

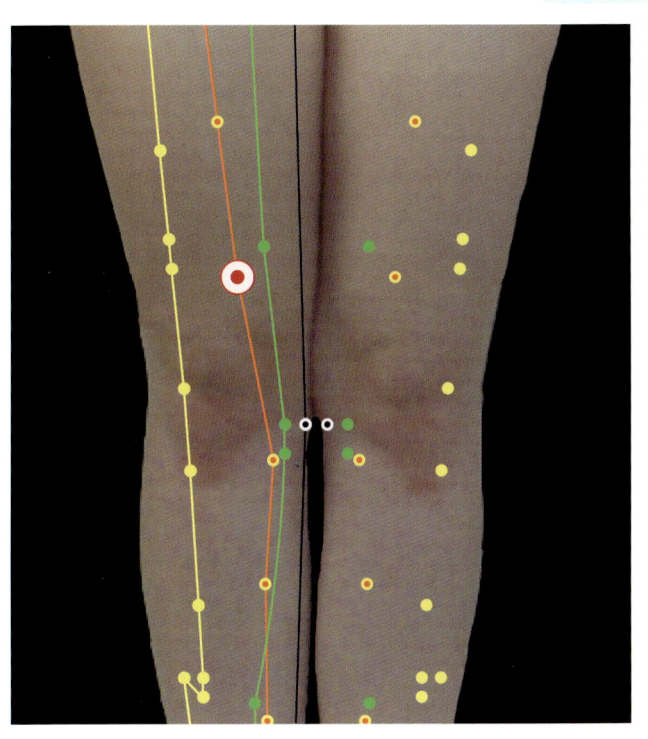

- 충문과 슬개골 위-안쪽의 사이에서 아래로부터 1/6

월경통(생리통)

삼음교

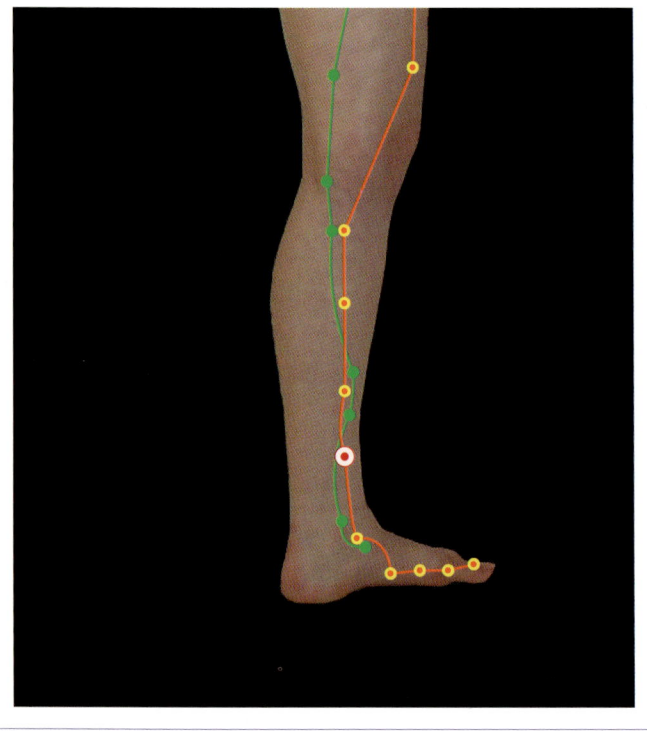

- 음릉천과 안쪽 복사뼈의 사이에서 안쪽 복사뼈의 중심으로부터 1/4의 하방 1cm에서, 경골 뒷쪽의 후방 1cm

여성 질환

유방통 / 젖몸살

단중

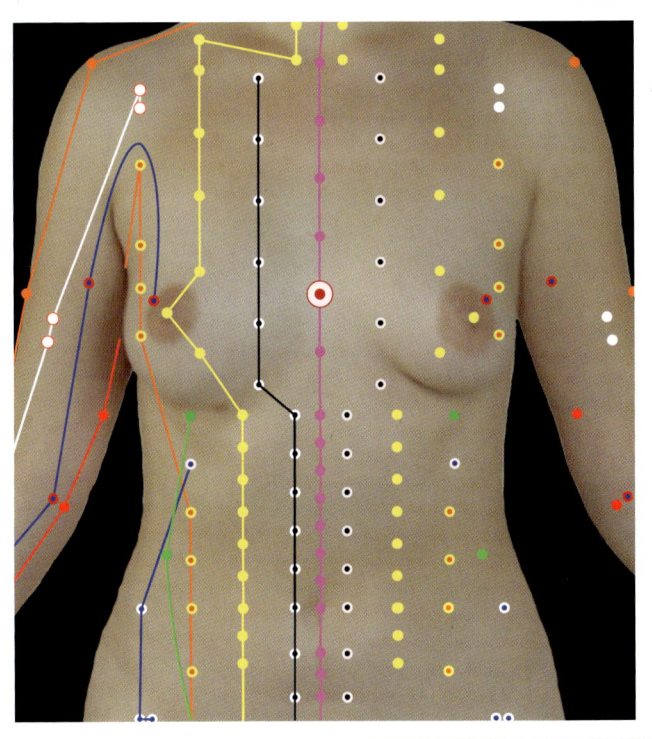

- 정중선상에서 흉골경절흔 윗쪽과 중정의 사이에 중정으로부터 1/5

유선염 - 급성

여성 질환

유근

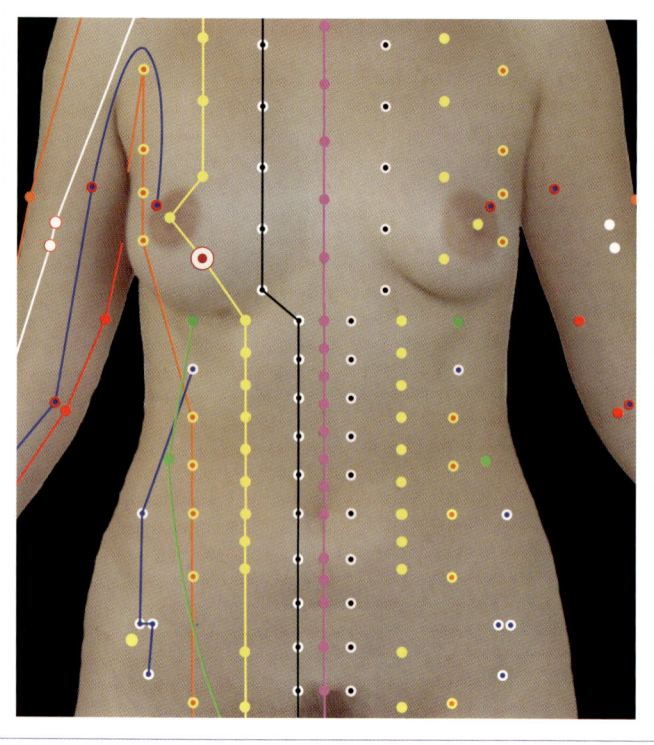

- 복간선상에서 제5늑간

유즙분비부족

단중

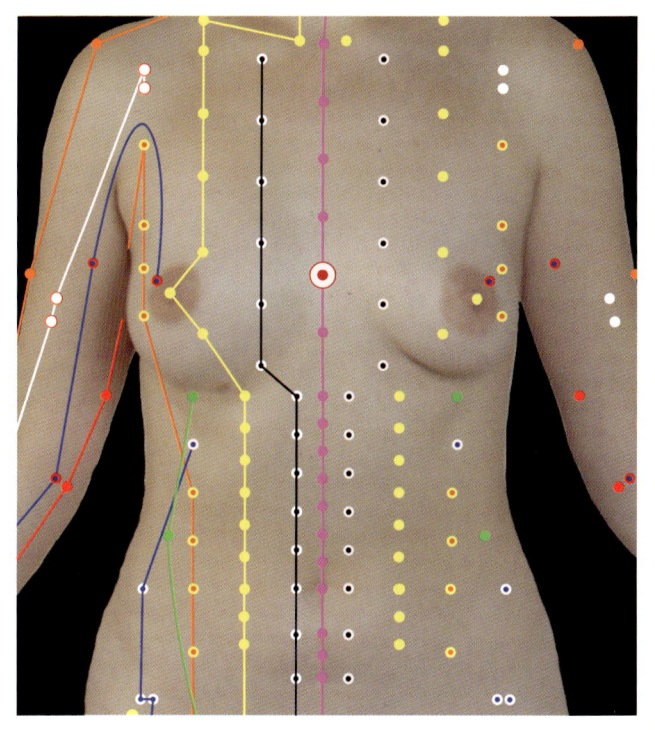

- 정중선상에서 흉골경절흔 윗쪽과 중정의 사이에 중정으로부터 1/5

여성 질환

임신 입덧

상완

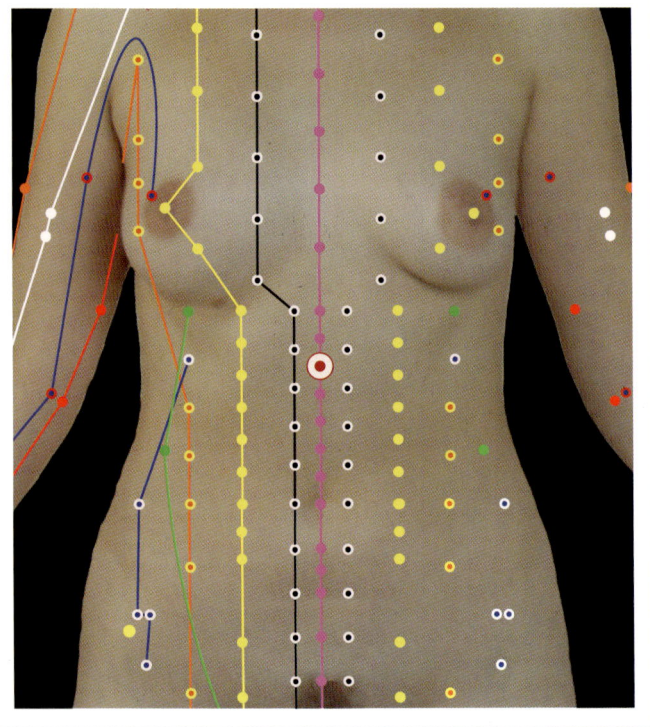

- 정중선상에서 흉골체하연(명치)과 배꼽의 사이에 흉골체하연으로부터 3/8

여성 질환

자궁부속기염

대거

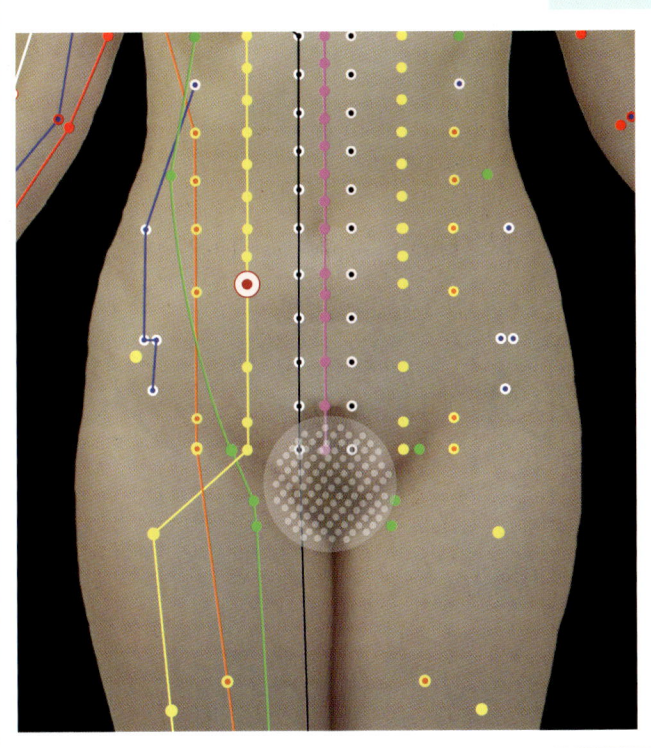

- 복간선상에서 천추와 기충의 사이에서 천추로부터 1/4

자궁암

관원

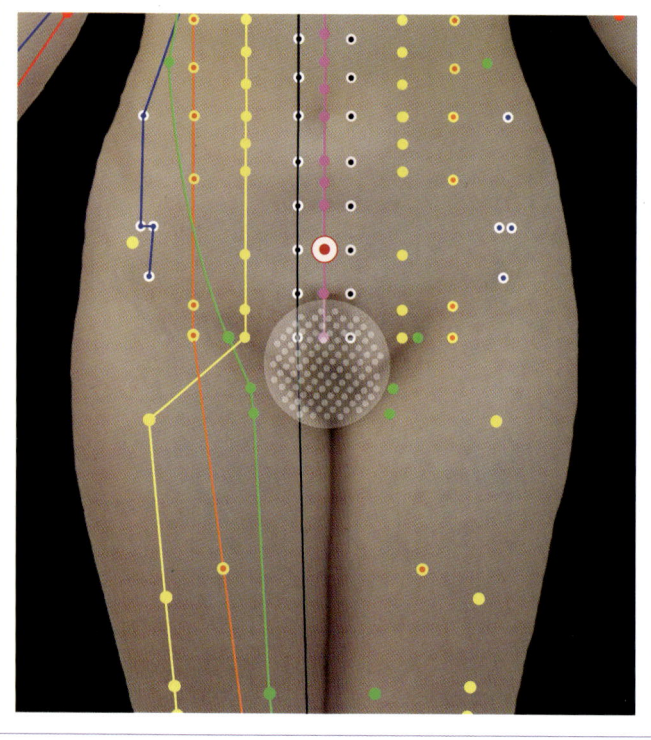

- 복간선상에서 천추와 기충의 사이에서 천추로부터 1/4

여성 질환

질염

중극

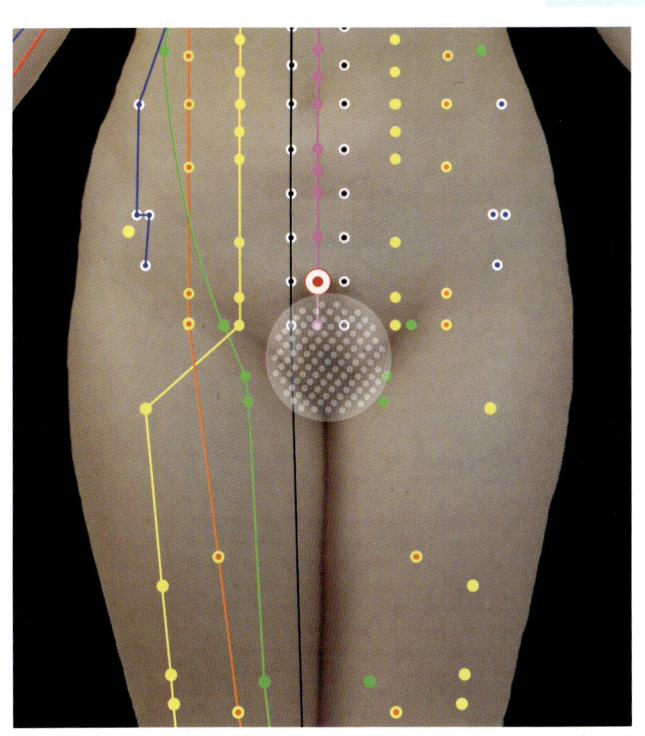

- 정중선상에서 배꼽과 곡골의 사이에 곡골로부터 1/5

여성 질환
폐경

삼음교

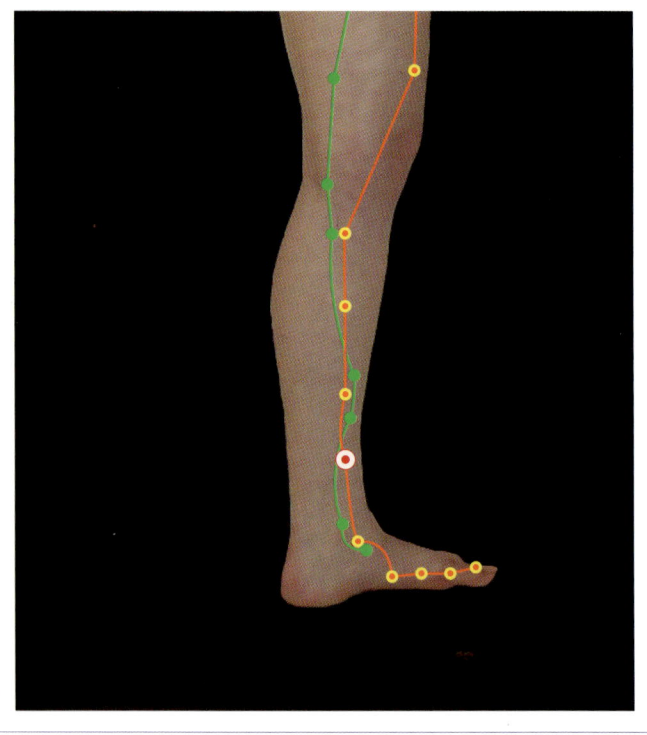

- 음릉천과 안쪽 복사뼈의 사이에서 안쪽 복사뼈의 중심으로부터 1/4의 하방 1cm에서, 경골 뒷쪽의 후방 1cm

경끼 / 놀람

수구

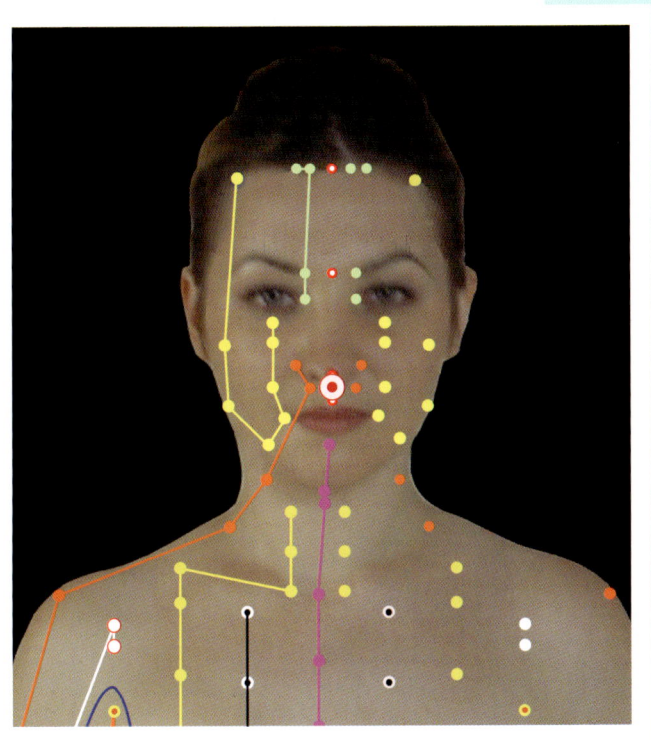

- 두부 정중선상의 인중에서 비중격 아래쪽으로부터 1/3

소아 질환

발육부전

중완

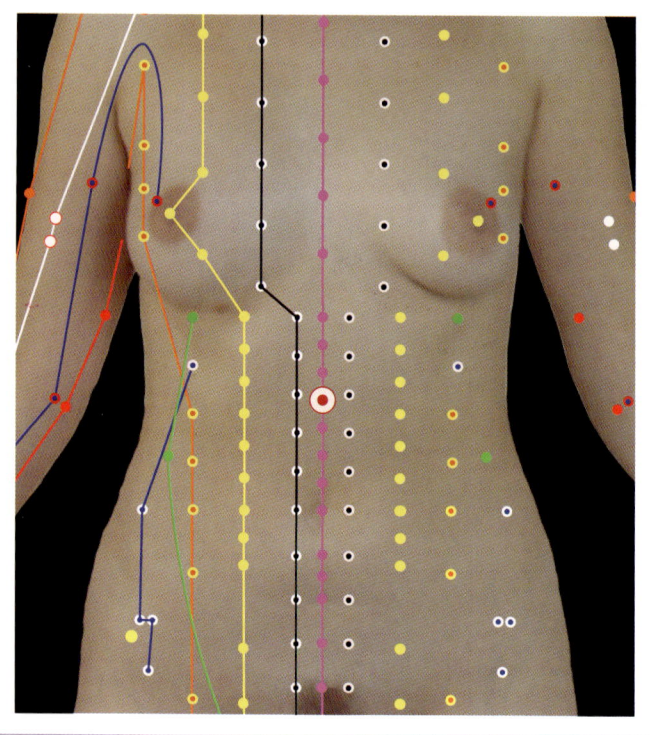

- 정중선상에서 흉골체하연(명치)과 배꼽의 중앙

소아 기관지폐렴

소아 질환

폐수

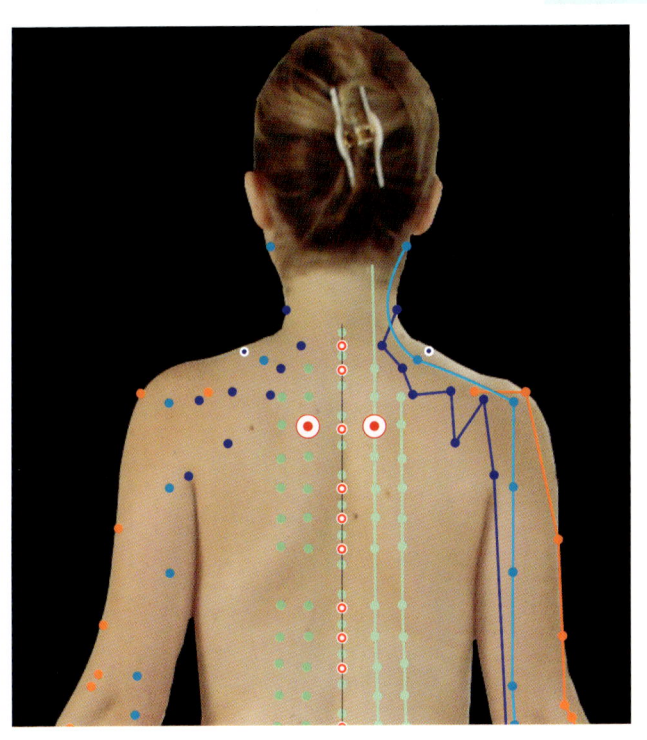

- 배내선상에서 제5, 6흉추극돌기 사이의 높이

소아 질환

소아 밤낮 바뀜

심수

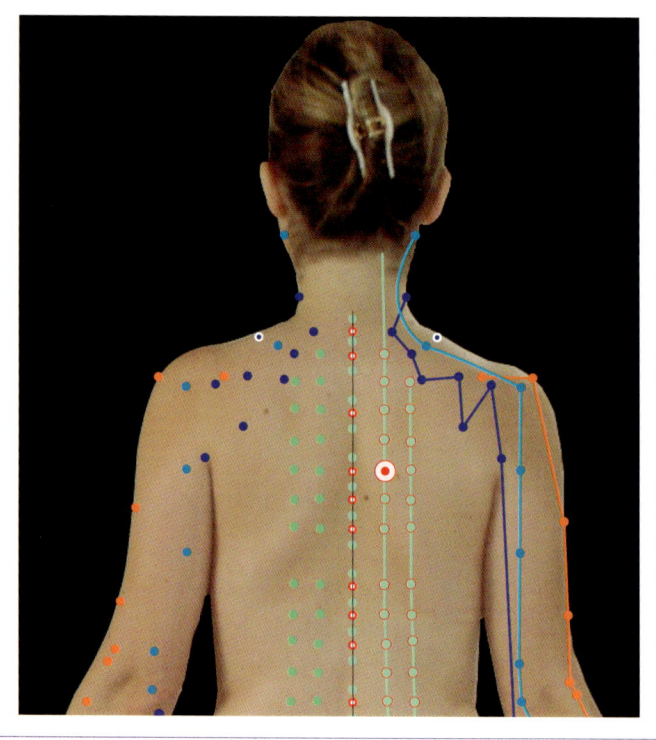

- 배내선상에서 제5, 6흉추극돌기 사이의 높이

소아 질환

소아 밤울음

인당

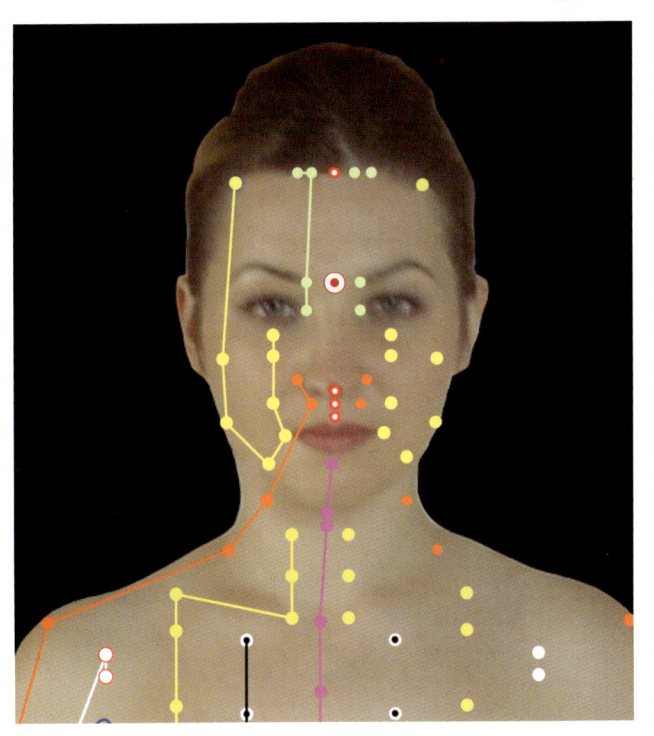

- 양 눈썹 안쪽 끝의 중앙

현대인의 괄사마사지
Kkwasya Massage

초판 1쇄 발행 2014년 6월 10일
초판 2쇄 발행 2015년 7월 05일

저 자 김두원
펴낸곳 아이템북스
펴낸이 박효완

출판등록 2001년 8월 7일 제2-3387호
주 소 121-896 서울특별시 마포구 서교동 444-15
전 화 02-332-4327
팩 스 02-3141-4347

* 파본이나 잘못된 책은 교환해 드립니다.